わかりやすい予防接種

改訂第7版

著 | **渡辺 博** 帝京大学老人保健センター施設長
帝京大学医学部常勤客員教授

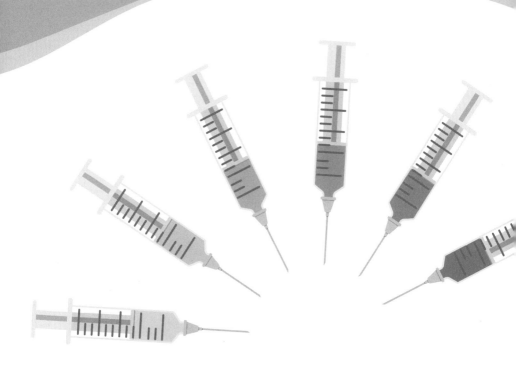

since 1914 診断と治療社

改訂第 7 版の序

　「わかりやすい予防接種」第 6 版の発行からおよそ 6 年，初版発行からは 23 年が経ちました．長期にわたり版を重ねて来られたのも読者のみなさまのご支持のおかげと感謝しております．振り返ってみますと，この 23 年間日本の予防接種制度は大きな変革を迎えていたことがわかります．初版から第 7 版までの序文を並べて読んでみるとその中にこの変化が反映されていることに気づきました．

　初版（2000 年）〜第 3 版（2006 年）の間は日本の小児定期予防接種への新規ワクチン導入は 1 つもありませんでした．それが第 4 版（2010 年）頃から様相が変わります．進まなかった小児対象の新規ワクチンの認可が進むようになり，自費でなら Hib ワクチン，小児用肺炎球菌ワクチン，ヒトパピローマウイルスワクチンの接種が国内で可能になりました．第 5 版（2014 年）ではついにこれら 3 ワクチンの新規定期接種化がなされ，第 6 版（2017 年）ではさらに水痘ワクチン，B 型肝炎ワクチン，成人用肺炎球菌ワクチンの定期接種化が，そしてこの第 7 版（2023 年）でもロタウイルスワクチンの定期接種化が記載されていました．このようにみてみるとわが国の予防接種体制近代化の転換点は 2013（平成 25）年の予防接種法改正と見做してよさそうです．2013 年は日本の定期予防接種近代化元年です．このような時期に日本の小児予防接種の変化を縦断的に記述する機会をいただけて光栄に思っています．

　今回の改訂では診断と治療社の長野早起氏の多大な助力と叱咤激励により，当初の出版計画を大幅に割り込みながらも何とか完遂することができました．ここに深く感謝の意を表します．最後にこの改訂作業においても影ながら支えてくれた家内と娘に感謝いたします．

2023 年 10 月

渡辺　博

改訂第 6 版の序

　前回の改訂から 3 年あまり，初版発行からは 17 年あまりが経ちました．よくも続いたものだと感心しますが，これも皆様からの変わらぬご支持のおかげと感謝しております．「初版からずっと読んでるよ」とお声をかけていただいたこともありました．身に余る光栄でこの場をお借りして厚く御礼申し上げます．

　前回の改訂は Hib ワクチン等の 3 ワクチン定期接種化を受けた大幅な改訂でした．今回も水痘ワクチン，B 型肝炎ワクチン，成人用肺炎球菌ワクチンの定期接種化の後で再び大きな改訂となりました．第 4 版までの新規定期接種化がない改訂とは一変し作業が増えて大変になりましたが，ワクチン行政の前進を感じることもでき，うれしい悲鳴といったところです．次の改訂の機会がもしあれば，おたふくかぜワクチン，ロタウイルスワクチンの新規定期接種化，百日咳ワクチン含有ワクチンによる 11 〜 12 歳のブースター接種定期接種化を反映する改訂になってくれればと夢見ています．

　「ワクチンの副反応」という用語に出てくる「副反応」ということばには，予防接種との因果関係を肯定するニュアンスがあり以前から気になっていました．本書ではこれまですべて「副反応」で通して記述してきましたが，今回の改訂からは極力，因果関係を肯定するニュアンスの少ない「（ワクチン接種後の）有害事象」という用語で置き換えて記述してみました．多少読みにくくなったかもしれませんが，ご批判いただければ幸いです．

　最後に本書の改訂にあたり，多大なご助力をいただいた診断と治療社編集部，日常診療で献身的に助力いただいている帝京大学医学部附属溝口病院のスタッフの皆さま，そして陰で支えてもらっている私の家族に感謝いたします．

2017 年 12 月

渡辺　博

改訂第 5 版の序

　前回の改訂から 3 年，初版の発行から 14 年が経過しました．この間，読者の皆さまからは本書に対する変わらぬご支持をいただき，おかげさまで第 5 版の発行にこぎつけることができました．厚くお礼申し上げます．

　発行から 3 〜 4 年も経てば，制度上の変更などがこれまでもいくつも出てきていました．しかし，以前の改訂では新規の定期接種ワクチン導入に伴う記述変更は一度もありませんでした．それが今回は皆さまもご存じの状況です．第 4 版の発行後，Hib ワクチン，小児用肺炎球菌ワクチン，ヒトパピローマウイルスワクチンの定期接種化が行われ，さらに本書の発行の半年後には水痘ワクチンの A 類定期接種化と 23 価成人用肺炎球菌ワクチンの B 類定期接種化の予定が伝えられています．日本と世界のワクチンギャップを筆者は以前から残念に思っていましたが，まさに隔世の感があります．

　本書はワクチン別ではなくテーマ別のワクチン解説を目指す構成のため，新規の定期接種ワクチンが登場すると書き直しを要する箇所が多数出現することに，今回初めて気づきました．さらに前回と同様，筆者自身の予防接種に対する理解が進んだ部分も多々あり，第 1 部はほとんど書き直しとなってしまいました．しかしその分，予防接種の解説書としての完成度も一段と高まったのではないかと密かに思っています．

　最後に，今回の改訂にあたっても多大なご助力をいただいた診断と治療社編集部に深謝いたします．また，予防接種を含め小児医療に助力いただいている帝京大学医学部附属溝口病院のスタッフの皆さま，そして私の家族に感謝いたします．

2014 年 3 月

渡辺　博

改訂第4版の序

　前回の改訂から4年，初版からは10年が経ちました．この間，読者のみなさまから本書に対しひとかたならぬご支持をいただきましたこと，厚くお礼申し上げます．10年という歳月の中で自身の予防接種に対する見方，考え方も微妙に変化していることを，初版から見直して改めて感じました．過去2回の改訂でも修正してきたつもりでしたが，積もり積もったところもあり少々の手直しでは済まない部分も出てきました．第6項「スケジュールからはずれたときの接種法」など今回思い切って書き改め，本書の本来の目的である「わかりやすい予防接種」を追求してみました．

　第3版発行以降のわが国の予防接種の変化は，何といってもHibワクチン，結合型肺炎球菌ワクチン，ヒトパピローマウイルスワクチンの国内販売開始です．有料ながら国内で接種が可能になったというのは大きな変化でした。今回の改訂ではこれら任意接種(本書ではあえて定期外接種とよぶ)ワクチンの記述に力を入れました．ただ以前の序文でも述べたように，わが国の小児対象の定期予防接種は今回まで1つも増えておらず残念なことです．

　最後に改訂作業にあたり，多大なご助力をいただいた診断と治療社編集部，日常診療で子どもたちのため献身的に働いていただいている帝京大学医学部附属溝口病院の医療スタッフの皆さま，そして私の家族に感謝します．

2010年12月

渡辺　博

改訂第3版の序

　前回の改訂から3年が経ちました．この間わが国の予防接種にはいろいろな変化がありました．BCGワクチンは小中学校でのツベルクリン反応とBCGワクチン接種が廃止され，乳児でもツベルクリン反応が廃止されBCGワクチンは直接接種に変わりました．日本脳炎ワクチンでは14～15歳で行われていた3期の接種が廃止になりました．勧奨接種の勧奨中止という思いがけない処置も経験しました．麻疹風疹混合ワクチン（MRワクチン）が導入され，それとほぼ同時に2回接種も開始されました．以上のように，定期接種ワクチンの多くで変更があり，従来の記述では現状にそぐわない部分も増えてきたため今回改訂の運びとなりました．今回は出版社の勧めで，今までの1色刷りを2色刷りに改めました．また，目次や索引も以前の版に比べ多めに拾ってあります．読者のみなさまには読みやすくなったと思います．

　この3年間の予防接種制度の変化には目まぐるしいものがありました．もちろん変化はそれぞれ意味のあるものでした．しかしふと気がついてみると，この間，小児を対象とした勧奨接種ワクチンの種類が実は1つも増えていないことがわかります．現在の日本の予防接種はアメリカ合衆国をはじめ世界の多くの国から遅れをとっています．次の改訂までに1つでも勧奨接種のワクチンが増えて，日本の予防接種が世界標準レベルに近づいていることを祈りながら，この序文を終わりたいと思います．

　最後に本書の改訂にあたり，筆者のわがままを聞いてぎりぎりまで種々の変更に応じていただいた診断と治療社の小岡明裕氏に深謝いたします．

2006年8月1日

渡辺　博

改訂第 2 版の序

　本書が出版されて 3 年が経ちました．この間思いがけずいろいろな方々からお手紙，お電話などを通じ質問や励ましのことばをいただきました．音声化の許可の依頼をさる図書館からいただいたこともありました．本の出版という仕事を通じたくさんの人たちとの新たな出会いが経験できたことは，私にとって全く予想外のことであり，また大きな喜びでした．この場を借りて読者のみなさまに感謝いたします．

　本書の内容で記述の至らない点に関するご指摘もいくつかいただき，これまで増刷の折に修正を加えて参りました．しかしこの 3 年の間に予防接種制度の一部変更などさまざまな変化もあり，小幅な修正だけでは間に合わなくなってきました．そこでこれを節目に改訂版の作成を思い立ち相談いたしましたところ，出版社からも快く了承をいただくことができ，この改訂版発行の運びとなりました．

　今回の改訂では予防接種制度の変更，ワクチン製剤の成分の変更などに関し，最新の情報が反映できるよう努めました．またこれとともに以前の版で書き足りなく感じていた外国の予防接種の章などは，多少加筆し充実を図りました．その際本書の目標とする記載の明快さが失われないよう心がけました．

　本書が日常診療のなかで行われる予防接種でお役に立つことができ，またひとりでも多くの子どもが予防接種の恩恵に浴すことができることを願い，改訂の序といたします．

2003 年 7 月

渡辺　博

初版の序

　予防接種の現場では様々な状況に遭遇し，対応に悩むことがあります．経験を積めばこのようなこともだんだん減ってきますが，筆者の場合もはじめて一般病院で予防接種を担当するようになってから，しばしば問題に直面しいろいろな本をひっくり返したものでした．

　今回たまたま出版社の方から予防接種の解説書のお話をいただきました．私自身は予防接種の専門家というわけではありませんが，以前から予防接種について簡単に調べられる手軽な本が一冊あれば役立つのではないかと思っていましたので，これまでの経験をもとに少しでも読者の方々の日常臨床に資するものができればと考え，お引き受けしました．

　予防接種については予防接種ガイドラインという冊子がありますが，これだけでは対応がわからないケースも出てきます．本書ではできるだけすべての場合に対応できるよう詳しく記載しました．個々の医師の裁量にゆだねる，といった書き方はなるべく避けて，最良と考えられる方法を具体的に記載するよう努めました．その場合もなるべく根拠を示すようにしましたが，なかには経験から記述している部分もあります．異論のあるところもあるかと思いますので，どしどしご批判をお願いいたします．なお本書はこれから予防接種に携わることになる若い医師の方々や，保健師さん看護師さんなどにも読んでいただけるようなるべく平易に書いたつもりです．ご活用ください．

　本書をまとめるにあたり，いつも小児科外来と病棟で子どもたちのため献身的に働いてくれている社会保険中央総合病院小児科の医療スタッフのみなさんに感謝いたします．また本書の編集で何かと助けていただいた診断と治療社のみなさんに感謝いたします．最後に本書の執筆を陰から支えてくれた家内と娘に感謝します．

2000 年 3 月

渡辺　博

Contents

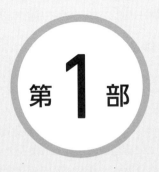

第1部

予防接種の準備

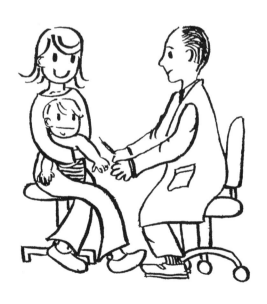

1 予防接種とは？

　予防接種の第1の目的は個人の感染症の予防，第2の目的は社会全体の感染症流行の阻止です．

　過去においては疾病全体のなかで感染症が占める割合は大きなものでした．近年，細菌感染症に対しては薬物療法が進歩しましたが，ウイルス感染症の多くは現在も根本的な治療法はありません．しかし天然痘ワクチンに始まるワクチン開発の歴史のなかで，過去には恐れられていた多くの感染症の流行が激減し，一般の人にはそのような疾患は地上から消え去ったのではないかと錯覚させるまでになりました（表1）[1]．天然痘のように WHO により地上から根絶されたと宣言されたものもあります．

　このように予防接種の普及に伴っためざましい成果があがる一方で，そのおかげでほとんど忘れられそうになっていた感染症が再び流行するという出来事も起こっています．わが国では1975年にDPTワクチン定期接種の一時中止が行われ，定期接種再開後も接種率の低下が続いたため，1979（昭和54）年前後には全国的な百日咳の流行再燃を経験しました（図1）[2]．この後，百日咳の罹患率を以前と同じレベルまで低下させるのには5年近くを要しました．

表1 アメリカで1980年以前に認可・推奨されたワクチンで予防可能となった感染症の罹患数，死亡数の歴史的比較（文献1）より引用，改変）

ワクチンで予防可能な感染症	ワクチン普及前推定年間平均		ワクチン開始（年）	2006年患者数	2004年死亡数
	患者数	死亡数			
ジフテリア	21,063	1,822	1928 〜 1943	0	0
麻疹	530,213	440	1968	55	0
おたふくかぜ	162,344	39	1967	6,584	0
百日咳	200,752	4,034	1914 〜 1941	15,632	27
麻痺性ポリオ	16,316	1,879	1961 〜 1963	0	0
風疹	47,745	17	1969	11	0
先天性風疹症候群	152	NA	1969	1	0
天然痘	29,005	337	1798	0	0
破傷風	580	472	1933 〜 1949	41	4

（NA：データなし）

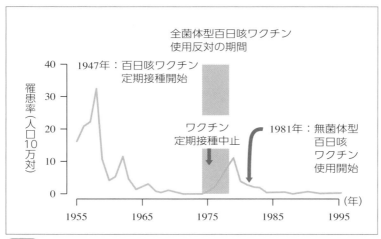

全菌体型百日咳ワクチン
使用反対の期間

1947年：百日咳ワクチン
定期接種開始

ワクチン
定期接種中止

1981年：無菌体型
百日咳
ワクチン
使用開始

罹患率（人口10万対）

図1　日本の DPT 定期接種一時中止後の百日咳罹患率の推移（文献 2 より引用，改変）

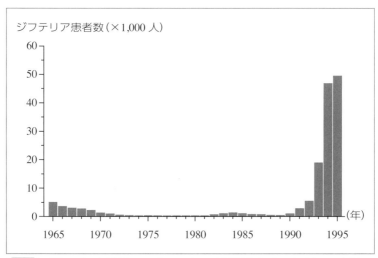

ジフテリア患者数（×1,000 人）

図2　旧ソビエト連邦でのジフテリアの流行（文献 3）より引用，改変）

　旧ソビエト連邦ではジフテリアの流行を経験しました（**図 2**）[3]．ソビエト連邦崩壊後のロシアでは 1990（平成 2）年から 1994（平成 6）年までの 5 年間に 63,000 人のジフテリア感染者が報告されました[4]．これをロシア全体の罹患率でみると，1990 年に 10 万人中 0.5 人だったのが，1994 年には 10 万人中 26.9

人にまで上昇したことになります．都市部では罹患率はさらに高く，サンクト
ペテルブルクでは 10 万人中 52.5 人，モスクワでは 10 万人中 47.1 人に達しま
した．このときの流行は，ワクチンの普及により発病がほぼ 0 に抑えられてい
た国で起きたはじめてのジフテリア流行という意味で注目に値します．

　この流行については 3 つの原因が考えられています[4]．1 つ目は乳幼児の予
防接種率の低下，2 つ目は成人の抗体保有率の低下，そして 3 つ目は旧ソビエ
ト連邦内の社会混乱に伴う衛生状態の悪化と人々の大移動です．

　乳幼児の予防接種率低下の原因としては，経済状態が悪化したなかで人々が
乳幼児の予防接種を軽視したことやワクチン自体の生産量不足が考えられてい
ます．ワクチン不足のため通常の DPT ワクチンの代わりに成人用の DT ワク
チンが使われたこともあったようです．また国全体の DPT ワクチン接種率は
1990（平成 2）年に 68% まで落ちましたが，都市部では 20% を切っていたとこ
ろもあったとのことです．

　成人の抗体保有率の低下は旧ソビエト連邦に限らず日本を含め先進国共通の
問題です．これは流行が激減した環境のなかで自然にブースターがかかること
もなくなり，成人になってからの追加接種も行われていないためと考えられま
す．旧ソビエト連邦の流行では発病者のなかで成人の比率が高かったのも特徴
的でした．

　予防接種の普及により一見国内から消滅したかにみえる感染症のなかには，
社会情勢の変化により再び流行が再燃する可能性のあるものがまだまだありま
す．天然痘のようなケースは現時点では例外的と考えたほうがよさそうです．
天然痘と同じように感染症をひとつひとつ地上から消滅させていくことは予防
接種の究極の目標ですが，完全に消滅したことが確認できるまでは旧ソビエト
連邦で起きたジフテリアの流行と同じことが起きないよう，高い接種率を維持
していくのも大事なことです．もし油断すれば，わが国でも同じことが起きる
可能性は十分あります．

現在日本で実施されている予防接種

　日本国内で認可使用されているワクチンは，表2に示す24種類があります（2023年9月現在．DPT-IPV，IPVワクチン，DTワクチンは別々に分けて4種類と数えました）．このなかで狂犬病ワクチンと髄膜炎菌ワクチンは国内居住者には接種が必要なワクチンではありません．海外に出かけるときに地域によっては必要となることがあります．23価成人用肺炎球菌多糖体ワクチンは脾臓摘出後など一部の基礎疾患のある人や高齢者では接種が勧められていますが，健康な一般の小児では接種の必要はありません．

　勧奨接種という用語は1994（平成6）年の予防接種法改正から取り入れられたもので，以前の義務接種という用語と入れ替わりました．勧奨接種の意味は，個人の健康のため，またワクチンによっては集団の健康のため接種を国が勧め

表2　日本で認可使用されているワクチン

1) 定期接種（勧奨接種）のワクチン
　・ロタウイルス
　・B型肝炎
　・Hib
　・小児用肺炎球菌
　・DPT-IPV（またはIPV）・DT
　・BCG
　・麻疹風疹混合（MR）
　・水痘
　・日本脳炎
　・ヒトパピローマウイルス
　・インフルエンザ（成人・B類）
　・23価成人用肺炎球菌多糖体（B類）

2) 臨時接種ワクチン
　・新型コロナウイルス

3) 一般的な定期外接種ワクチン
　・おたふくかぜ
　・インフルエンザ（小児）

4) その他の定期外接種ワクチン
　・A型肝炎
　・狂犬病
　・髄膜炎菌
　・麻疹
　・風疹

る，義務というわけではないが国民は接種を受けるよう努力してほしいということです．接種を受けることもやめることも好きなようにすればよいというものでは決してありません．保護者などから質問を受けたときは接種を受けるよう説得していくことが大事です．また健診や外来受診の際にも予防接種が済んでいるかどうかを医療者の側から積極的にチェックしていくことも必要なことだと思います．

1）定期接種

　定期（勧奨）接種には 12 種類（混合ワクチンを分けて数えれば 16 種類）のワクチンがあります（表3）．

Ⓐ ロタウイルスワクチン

　ロタウイルスによる急性胃腸炎の予防を目的としたワクチンです．2 種類の経口生ワクチンが国内で認可・使用されています．1 価ワクチン（ロタリックス®）はヒトロタウイルス G1P[8]を弱毒化してつくられた 1 価の生ワクチンです．5 価ワクチン（ロタテック®）はウシロタウイルスの G または P 蛋白 1 つをヒトロタウイルスの G または P 蛋白と組み換えてつくられた 5 価の生ワクチンで，ヒトの G1，G2，G3，G4，P8 蛋白の何れか 1 つをもつ組み換えウシロタウイルスワクチンの 5 価混合ワクチンです．ロタウイルスの G 蛋白と P 蛋白はいずれもウイルス粒子の外表を構成する蛋白で，免疫原性に関与する部分です．
　流行がみられるヒトロタウイルスの遺伝子型は 40 種類前後といわれています．そのなかで例年多く流行がみられるのが，G1P[8]，G2P[4]，G3P[8]，G4P[8]，G9P[8]の 5 種類の遺伝子型のロタウイルスによる胃腸炎です．予防の対象とする遺伝子型（または血清型）が複数存在する病原体に対するワクチンをつくる場合，一般的には交叉免疫はほとんど期待できないことが多いので，遺伝子型ごとのワクチンをつくり，これを合わせた混合ワクチンとして製剤化されることが一般的です（例：ポリオワクチン，ヒトパピローマウイルスワクチン，肺炎球菌ワクチンなど）．しかし，ロタウイルスの場合は珍しく，多くの遺伝子型間の広い交叉免疫の存在が知られています．そこに着目したのが 1 価ワクチン（ロタリックス®）で，G1P[8]1 価のヒトロタウイルスワクチンだけで多くの遺伝子型のロタウイルスによる胃腸炎の予防を狙っています．一方，5 価ワクチン（ロタテック®）のデザインは従来からの正統的なもので，ヒトで

流行する代表的な5種類の遺伝子型をすべてカバーする，ウシ-ヒト組み換えの5価の混合ワクチンとしてつくられています．

1価ワクチン（ロタリックス®），5価ワクチン（ロタテック®）ともに臨床試験での成績は良好です．どちらのワクチンも入院または救急外来受診を要する程度の重症なロタウイルス性胃腸炎のおよそ90%の予防効果，軽症例を含むすべてのロタウイルス性胃腸炎のおよそ70%の予防効果が報告されています．両者を並べた比較臨床試験はまだ報告されていないため有効性に関する厳密な比較はできませんが，どちらも接種効果の高いワクチンで，ほぼ同等の予防効果とみて間違いなさそうです．

接種方法はどちらも経口接種で，接種回数は1価ワクチン（ロタリックス®）が2回，5価ワクチン（ロタテック®）が3回です．どちらも4週間以上の間隔で接種します．

両ワクチンとも生後6週0日より接種開始が可能ですが，他の生後2か月から接種開始される定期接種ワクチンとの同時接種のことを考えると，ロタウイルスワクチンも生後2か月以降で同時接種による接種を開始するほうがスケジュール的に組みやすいと思います．

1価ワクチン（ロタリックス®）と5価ワクチン（ロタテック®）はともに生ワクチンではあるものの経口接種のワクチンです．経口生ワクチンに関しては接種後の他の生ワクチン接種に伴う干渉作用の存在を示唆するエビデンスは存在しないので，ロタウイルスワクチン接種後に他の生ワクチンを接種する場合，接種間隔の取り方に関する特別な制約はありません．

1998（平成10）年から約1年間，アメリカで定期接種化された初代のロタウイルスワクチンのロタシールド®は接種直後の腸重積発症増加（約10,000人に1人）のため販売が中止されました．ロタリックス®，ロタテック®はその次の世代のロタウイルスワクチンで，臨床試験で10,000人に1人レベルの腸重積発症増加を否定したうえで販売が開始されました．その後，いくつかの国の市販後調査で一桁小さい100,000人に1〜2人程度の1回目接種後1週間以内の腸重積発症増加が報告されました[5, 6]．しかし今回観察されている腸重積発症の頻度は，ワクチンの効果と合わせて考えて十分受け入れ可能とWHOやアメリカのCDCでは捉えられていて，以前のような販売中止には至っていません．

ただし，やはり以前のロタシールド®定期接種時の経験で，初回のロタウイルスワクチン接種月齢が遅くなるほど腸重積発症頻度が増加することがわかっ

ていて[7]，同じ現象がロタリックス®，ロタテック®でも予想されます．このため，この両ワクチンは開発段階から月齢が遅い接種開始は全く想定されておらず，現在も生後14週6日までに1回目の接種を完了するよう求められています．この期限を超えた1回目接種はできるだけ避けるようにしてください．

Ⓑ B型肝炎ワクチン

　現在のB型肝炎ワクチンは，B型肝炎ウイルスの表面に存在するHBs抗原蛋白を遺伝子工学的に合成してワクチン抗原成分に利用したワクチンです．ワクチン成分中に増殖能をもつ病原体は含まないので，広い意味での不活化ワクチンに相当します．B型肝炎ワクチンの歴史は古く，最初期のB型肝炎ワクチンはB型肝炎ウイルスキャリアの血清中に存在するHBs抗原蛋白を抽出してワクチンの抗原成分に利用していました．しかし患者血清を利用することからワクチンへのB型肝炎ウイルス混入リスクが存在する問題や，またワクチン製造量に限界があることもあり，わが国では1988年に現在と同じ遺伝子工学的手法で合成されたHBs抗原蛋白を利用したワクチンが使用されるようになりました．

　B型肝炎ワクチンはわが国では2016(平成28)年10月より定期接種化されました．対象者は1歳未満の乳児で，接種の開始は通常は生後2か月，接種回数は3回です．1回目の接種のあと2回目を4週(27日)以上の間隔で接種し，3回目は1回目から20週(139日)以上あけて接種します．接種量は年齢で分けられ，10歳以上は1回0.5 mL，10歳未満は1回0.25 mLですので，1歳未満が通常の対象者である定期接種対象者は1回0.25 mLになります．B型肝炎ワクチンの定期接種は生後0日より1歳まで接種が可能ですが，通常は2か月から開始されます．1歳を超えたB型肝炎ワクチン接種も免疫効果は十分ありますが，定期接種が提供されるのは1歳までに限定されています．1歳までに3回の接種が完了できるよう留意するとともに，完了が1歳を超えた場合はたとえ自費接種になっても接種を完了する価値のあるワクチンです．

　B型肝炎は母子感染などからキャリア化すると，その後慢性肝炎，肝硬変，肝臓癌へと進展する可能性があります．B型肝炎のこのような疾患としての重大性から，WHOはすべての国々に対し，新生児全員に対するB型肝炎ワクチン接種(Universal Vaccination)を1992年以降呼びかけ，2023年現在，世界の国連加盟国193か国中190か国がB型肝炎ワクチン定期接種国になりました．

表3　定期(勧奨)接種ワクチン

	ワクチン	接種回数	接種間隔	標準的な接種期間	対象年齢	接種量	接種法
A類	ロタウイルス	1価　2回 5価　3回	27日以上	2か月～14週6日	6週0日～24週0日 6週0日～32週0日	1.5 mL 2.0 mL	経口
	B型肝炎	初回2回(①,②) 追加1回(③)	①-②4週以上 ①-③20週以上	2～9か月未満	0～1歳未満	0.25 mL	皮下注
	Hib*¹	初回3回 追加1回	4週以上 7か月以上	2か月～ (なるべく早期)	2か月～ 5歳未満	0.5 mL	皮下注
	小児用肺炎球菌*¹	初回3回 追加1回	4週以上 60日以上, かつ1歳以降	2か月～ (なるべく早期)	2か月～ 5歳未満	0.5 mL	皮下注
	DPT-IPV*² DPT DT	1期初回3回 1期追加1回	3週以上 6か月以上	2か月～1歳 初回終了後1年～1年6か月後	2か月～ 7歳6か月	0.5 mL	皮下注
		2期1回(DT)		小学校6年 (11歳)	11～12歳	0.1 mL	
	BCG	1回	－	5～8か月未満	0～1歳未満	滴下	経皮
	麻疹風疹混合(MR)	1期1回 2期1回	－	1歳～2歳未満 小学校就学前1年間		0.5 mL	皮下注
	水痘	2回	3か月以上	1回目:1歳～1歳3か月未満 2回目:1回目の6か月後～1年後	1歳～3歳未満	0.5 mL	皮下注
	日本脳炎	1期初回2回 1期追加1回	1週以上 6か月以上	3歳 4歳	6か月～ 7歳6か月	≧3歳: 0.5 mL <3歳: 0.25 mL	皮下注
		2期1回	－	小学校4年 (9歳)	9～13歳	0.5 mL	皮下注
	ヒトパピローマウイルス*³	初回2回(①,②) 追加1回(③)	サーバリックス® ①-②1か月以上 ①-③6か月以上 ガーダシル® シルガード®9 ①-②2か月以上 ①-③6か月以上	中学校1年生の女子	小学校6年生～高校1年生の女子	0.5 mL	筋注
B類	インフルエンザ	1回 *毎年接種が必要	－	65歳以上(全員) 60～65歳(一部)		0.5 mL	皮下注
	23価成人用肺炎球菌多糖体	1回		65歳(全員) 60～65歳(一部)		0.5 mL	皮下注 筋注

*¹:7か月以降では接種回数を減らすことができる.
*²:DPT-IPVはジフテリア・百日咳・破傷風・不活化ポリオの4種混合ワクチン.
*³:サーバリックス®とガーダシル®,シルガード®9は別種のワクチンで,それぞれ3回の接種を同じワクチンで一貫して接種を完了するのが原則.

　日本の場合，定期接種国化は遅くなりましたが，B型肝炎ウイルスキャリア妊婦に対象を絞った「B型肝炎母子感染防止事業」は1986年以降実施され1995年以降は健康保険適用に改められ大きな成果をあげていました．しかし最近になってわが国でもB型肝炎は母子垂直感染だけでなく水平感染も無視できないことなどから見直しが行われ，乳児全員を対象とした定期接種が開始されることになりました．

　B型肝炎ワクチンの定期接種化にあたり新たな定期接種と母子感染予防目的の接種の2つの制度が統合されることはなかったため，B型肝炎ワクチンの接種は現在も定期接種と母子感染防止のための健康保険適用の2本立てになっています．そのため現在の母子感染防止のためのB型肝炎ワクチン接種は定期接種外の扱いで，「任意接種」と呼ばれることもあります．しかし母子感染防止のためのB型肝炎ワクチン接種が「任意」であるはずはなく，通常の定期接種以上に重要な，絶対に受けていただきたい接種です．あくまで制度上の区分けとしての名称と理解してください．母子感染防止のためのB型肝炎ワクチン接種法は，「第1部　予防接種の準備」の「④　ワクチンの接種間隔」の「1)同じ種類のワクチン同士の接種間隔（不活化ワクチン）」の「A　B型肝炎ワクチン」の項（p.39）を参照してください．

　2023年9月現在，日本国内で認可使用されているB型肝炎ワクチンには遺伝子型AのB型肝炎ウイルスを使ったワクチン（M社）と遺伝子型CのB型肝炎ウイルスを使ったワクチン（K社）の2種類があります．この2種類のB型肝炎ワクチンの免疫予防効果は同等と考えられています．また計3回の接種のなかで2社のB型肝炎ワクチンが入り混じっても，最終的な免疫効果には影響がないことが示されています．ワクチンの供給に問題があるときなど，他社のワクチンを併用することに問題はありません．

　B型肝炎ワクチンは2016年の定期接種化にあたりキャッチアップ接種は設定されませんでした．定期接種のキャッチアップ接種とは定期接種が新たに開始される際に定められる接種年齢より上の年齢の人たちはそのままだと一生定期接種の恩恵が受けられなくなること，およびワクチン接種がされていない年齢層が多く残されるとそのぶん，ワクチンの集団免疫効果も得られにくくなることから，定期接種でカバーされない年齢層の人々にも一定の範囲を定めて定期接種の制度外のワクチン接種を行う制度です．水痘ワクチンの定期接種化のときなどではこのキャッチアップ接種が設定されましたが，B型肝炎ワクチン

の際にこれが設定されなかったのはキャッチアップ接種が必要なかったからではありません．予算上の制約があったことなどがその原因として想像されます．B型肝炎感染のリスクは一般的な日常生活でそう高くはありませんがゼロでもなく，もし感染した場合の結果は重大です．B型肝炎ワクチンはキャッチアップ接種が必要なワクチンです．未接種のかたにはぜひ自費での接種を勧めてください．

Ⓒ Hib（インフルエンザ菌 b 型）ワクチン

　インフルエンザ菌 b 型の莢膜多糖体にキャリア蛋白を人工的に結合させてつくられたものを抗原として利用する多糖体結合型ワクチンです．日本で認可・使用されているワクチンは，無毒化された破傷風トキソイドがキャリア蛋白として使用されています．増殖能をもつ菌体は含まれていませんので，一種の不活化ワクチンです．2008（平成 20）年末に国内で販売が開始されました．

　インフルエンザ菌の莢膜血清型には a 型，b 型，c 型，d 型，e 型，f 型の 6種類が存在しますが，病原性が高いのは b 型 1 つだけです．インフルエンザ菌感染症の予防を目的とするワクチンが対象とする血清型は b 型のみで，それがHib ワクチンです．Hib ワクチンは単価ワクチンです．

　インフルエンザ菌 b 型は乳幼児が罹患する細菌性髄膜炎の原因菌のなかでかつて Hib ワクチンの登場前は最も頻度の高いものでした．Hib ワクチンは乳幼児のインフルエンザ菌 b 型による細菌性髄膜炎をきわめて効率よく予防できるワクチンです．さらに幼児期に多く発症し生命の危険を伴う急性喉頭蓋炎の原因菌はほとんどがインフルエンザ菌 b 型であることがわかっていますが，Hibワクチンはこの急性喉頭蓋炎もきわめて有効に予防します．Hib ワクチンは世界の 9 割以上の国で定期接種化されています．日本では定期接種化が遅れ，2013（平成 25）年 4 月にやっと定期接種化されました．その後日本からも Hib髄膜炎罹患数の減少が報告されています．

　Hib ワクチンの接種は生後 2 か月以降で開始できます．2 か月以降 7 か月未満で開始する場合，接種回数は 4 回です．ただし接種開始年齢が高くなると少ない回数で同等の免疫効果が得られるようになります．7 〜 12 か月未満で開始すると総接種回数は 3 回，1 歳以降では総接種回数が 1 回となります．

　定期接種が定められているのは 2 か月以降 5 歳（生後 60 か月）未満です．5歳以降で Hib ワクチン未接種の小児の場合は，それまでの生活環境で曝露を受

けた Hib に対する免疫をワクチン既接種児と同程度に獲得できているため，キャッチアップ接種は不要です．脾臓をもたないなど特殊な状況がない限り，5歳以降の小児に自費の接種を勧めることはありません．

Ⓓ 小児用肺炎球菌ワクチン

肺炎球菌の莢膜多糖体にキャリア蛋白を人工的に結合させてつくられたものを抗原として利用する多糖体結合型ワクチンです．増殖能をもつ菌体は含まれていませんので Hib ワクチンと同様，一種の不活化ワクチンです．7種類の血清型の肺炎球菌を対象とした7価結合型ワクチンが 2010（平成22）年に国内で輸入ワクチンとして販売開始されました．2013（平成25）年4月に7価結合型ワクチンが定期接種化され，2013（平成25）年11月には 13価結合型ワクチンが販売開始されて7価結合型ワクチンと完全に置き換えられました．肺炎球菌結合型ワクチンは7価結合型ワクチンも 13価結合型ワクチンも，それぞれ7ないし 13 の莢膜多糖体をターゲットとした多価混合ワクチンで単価の Hib ワクチンとは対照的です．

肺炎球菌は乳幼児の細菌性髄膜炎の原因菌のなかで，前に述べたインフルエンザ菌b型に次いで2番目に頻度の高い菌です．肺炎球菌は血清型が約90種類と多く，そのうち 20〜30 種類に病原性があると推定されていますが，このワクチンはそのなかで髄膜炎の原因として比較的頻度が高く重要な 13 種類の血清型の莢膜多糖体を選んでワクチン化し混合したものです．Hib ワクチンとこの小児用肺炎球菌ワクチン両方の接種で，ワクチンのない時代にみられていた乳幼児の細菌性髄膜炎の9割近くが予防できるものと推測されています．

以前から国内でも販売されている 23価成人用肺炎球菌多糖体ワクチンとこの小児用肺炎球菌結合型ワクチンは，接種対象と接種目的が全く別のワクチンです．23価成人用肺炎球菌多糖体ワクチンは乳幼児に接種したときの免疫効果が全くない（2歳未満）あるいは弱く（2〜5歳），乳幼児全般の細菌性髄膜炎予防目的の接種には向きません．一般乳幼児の髄膜炎等の予防目的では必ず小児用肺炎球菌結合型ワクチンを接種してください．

接種は生後2か月以降で開始でき，総接種回数は基本的には4回です．ただし Hib ワクチンと同様，接種開始年齢が高くなると少ない回数で4回接種と同等の免疫効果が得られるようになるため，7〜12か月未満で開始した場合は総接種回数が3回，1〜2歳未満では総接種回数が2回，2歳以降は総接種回

数が1回となります.

　肺炎球菌は鼻咽腔で保菌状態となっていることがしばしばあります. ワクチンに含まれる血清型の肺炎球菌を接種時にすでに保菌していると, その血清型のワクチンはつきが悪くなることが知られています[8]. 生後早期であればあるほど鼻咽腔保菌の可能性は低くなります. 小児用肺炎球菌結合型ワクチンは生後2か月になったらなるべく早期に接種することが勧められます.

　定期接種が定められているのは2か月以降5歳(生後60か月)未満です. 5歳以降で小児用肺炎球菌結合型ワクチン未接種の小児の場合は, それまでの生活環境で曝露を受けた肺炎球菌に対する免疫をワクチン既接種児と同程度に獲得できているため, キャッチアップ接種は不要です. 脾臓をもたないなど特殊な状況がない限り, 5歳以降の小児に自費の接種を勧めることはありません.

Ⓔ DPT-IPV/DPT ワクチン /DT トキソイド

　DPT-IPV4種混合ワクチンはジフテリアトキソイド(D), 不活化百日咳ワクチン(P), 破傷風トキソイド(T), 不活性ポリオワクチン(IPV)の4種類のワクチンの混合ワクチンです. ジフテリアのワクチンと破傷風のワクチンはそれぞれ細菌の菌体ではなく細菌が分泌する毒素(トキシン)を不活化したものを抗原基としてワクチンを製造するため, その違いを強調してトキソイドと呼ばれています. 日本も以前はDPT3種混合ワクチンが定期接種に使われていました. 生ポリオワクチンから不活化ポリオワクチンへの置き換えの中で, DPT-IPV4種混合ワクチンの開発も進められ, 2012(平成24)年11月より定期接種で使われるようになりました. ちなみに日本で使われる略称の「DPTワクチン」はアメリカなどの諸外国ではDTPワクチンと, TとPが入れ替わった形で使われるのが通常です.

　DPTワクチンはDPT-IPV定期接種導入後しばらくは供給がすべて止まっていました. しかし定期接種の年齢に接種を逃し, 後日, 免疫確立を目指すキャッチアップ接種の際に必要となること, 現在の定期接種スケジュールでは感染予防に必要な免疫力が維持されてないことが危惧される百日咳免疫を復活させるための追加接種を実施する際に必要なことより, 現在は小規模ながらDPTワクチン生産が再開されています.

　ジフテリアや破傷風に乳児が罹患することは現在の日本ではまずありませんが, 百日咳に罹患することはあります. 以前は百日咳に罹患した後はDPTワ

クチンの代わりに百日咳ワクチンを含まない DT トキソイド（DT ワクチン）を接種するよう指導されたこともありました．また，一時は DPT ワクチンの代わりに DT ワクチンを使用した場合は定期接種として認めないとされ，混乱を招いたこともありました．しかし現在は，予防接種実施要領で DPT ワクチンに関して「既罹患疾病以外の疾病に係る予防接種のために既罹患疾病に対応するワクチン成分を含有する混合ワクチンを使用することを可能とする」と記載されるようになり，問題は解決されました．百日咳の既往のある乳幼児でも安心して定期接種として DPT-IPV の接種ができます．

　近年，青年層・成人層の百日咳罹患増加が目立つようになり先進国を中心に問題となっています．乳幼児期の DPT ワクチン 1 期接種率が高いにもかかわらず乳幼児の百日咳罹患がなかなか減らないのは，学童〜成人層からの感染曝露が存在することが 1 つの原因と考えられています．

　以前は成人層では百日咳は重篤な病気ではないという理由で，10 歳代の追加接種では DPT ワクチンの代わりに DT ワクチンが世界的に使用されてきました．しかしアメリカを始めとする先進国では乳幼児への感染源を減らす目的で，10 歳前後の DT ワクチン追加接種の代わりに，新たに開発された百日咳ワクチンを含む追加接種用の DPT ワクチン（アメリカでは Tdap ワクチンとよばれている）が接種されるようになりました．

　日本では 2023（令和 5）年 9 月現在，11 歳からの第 2 期接種は以前と同様 DT ワクチンが使用されています．しかし従来の 1 期接種用の DPT ワクチンを減量（0.2 mL）して，ないし通常量（0.5 mL：日本小児科学会推奨）で接種すれば，よい追加免疫（ブースター）効果が得られ，副反応に関しても大きな問題はないことが示されています[9]．日本でも DT ワクチンの代わりに百日咳ワクチン成分を含む 2 期追加接種が早く定期接種として開始されることが望まれます．

不活化ポリオワクチン

①DPT-IPV に含まれる不活化ポリオワクチン

　これまで経口生ワクチンとして使用されてきた弱毒ポリオウイルスセービン（Sabin）株 1 型，2 型，3 型をそれぞれホルマリンで不活化した後に混合ワクチンとしてつくられた不活化ポリオワクチンです．2012 年 10 月より DPT ワクチンと混合された 4 種混合ワクチンとして販売が開始され，定期接種ワクチンとして使用されています．セービン株による不活化ポリオワクチンを実用化したのは日本が世界で初めてです．セービン株不活化ポリオワクチンだけの製剤

は現在，販売されていません．

　セービン株不活化ポリオワクチンは歴史が浅いため，長期の予防効果に関するデータが存在しないのは新規ワクチンの宿命としてやむを得ないところです．接種後の抗体上昇に関しては，臨床試験で良好な結果が報告されています．

　なお，輸入のソークワクチン（野生株ポリオウイルスを不活化してつくられた不活化ポリオワクチン）を使用した DPT-IPV ワクチン（後述）も 2015 年 2 月より国内で販売されていましたが，2021 年 4 月より販売が中止され，現在は利用できなくなっています．

　DPT-IPV の接種開始年齢は従来，百日咳ワクチンの制約のため生後 3 か月以降とされていましたが，2023 年 4 月より世界標準の生後 2 か月よりの接種開始が認められ可能となりました．百日咳ワクチンは生後 2 か月での 1 回目接種だけでもある程度の感染予防効果を発揮するので，今回の改定は重症な乳児百日咳予防に部分的ではあるものの有効に働くことが期待できます．これからの DPT-IPV 接種開始は可能な限り生後 2 か月よりとすることが望ましいと考えられます．

　DPT-IPV の接種法は従来の DPT ワクチンに準じ，1 期初回 3 回，1 期追加 1 回の合計 4 回接種です．より長期の安定した効果を特に百日咳に対して得るために，1 期追加終了 5 年後頃の DPT ワクチンまたは DPT-IPV の追加接種，および DPT ワクチンによる 2 期追加接種の必要性が時々話題に上ることがあります．現在のところはこれらの接種は定期接種には含まれていません．接種するのであれば任意接種になります．日本小児科学会では 5 歳以上 7 歳未満，および 11 歳〜 12 歳における各 1 回の DPT ワクチンの自費追加接種を推奨しています．

　②**IPV（ソークワクチン）**

　海外で開発された野生株ポリオウイルス 1 型，2 型，3 型をそれぞれホルマリンで不活化後につくられた 3 価の混合不活化ポリオワクチン〔ソーク（Salk）ワクチン〕です．2012 年 8 月より輸入ワクチンが国内で販売開始されました．主に DPT ワクチン既接種者でポリオワクチン（生または不活化）未完了者に接種する目的で使用されています．野生株ポリオウイルスによる不活化ポリオワクチンは海外において長期に渡り広く使用されてきており，接種後の安定した感染予防効果の獲得が確立されています．

　接種法は DPT ワクチン，DPT-IPV に準じ，1 期初回 3 回，1 期追加 1 回の合

計4回接種です．DPT-IPV の使用が進めば，単味の IPV の使用は減少していくことが予想されます．

DPT-IPV のところでも述べたように，1期追加接種終了5年後頃の追加接種の必要性について不活化ポリオワクチンに関しても議論されることがありますが，現在のところこの時点の追加接種は定期接種に含まれていません．

Ⓕ BCG ワクチン

BCG（Bacillus Calmette-Guérin）ワクチンはウシ型結核菌を継代培養し，弱毒化した菌を使った生ワクチンです．乳幼児の重症結核に対する発症予防効果が高いと考えられていて，わが国でも乳児を対象に定期接種が実施されています．アメリカなど結核罹患率が低い先進諸国では結核感染時のツベルクリン反応による検査のしやすさを優先して考え，BCG ワクチンを定期接種として行わない国もあります．

BCG ワクチン定期接種は生後すぐから1歳になるまでの間に接種するよう定められています．ただし，生後3か月未満の時期は先天性免疫不全の患者の多くが診断されやすい時期と考えられています．先天性免疫不全の児に BCG ワクチンを接種すると重篤な副反応を起こす可能性が高いため，BCG ワクチン接種は一時生後3か月以降での接種が推奨されました．しかしその後，それ以前のこれより遅い時期に BCG ワクチンが接種されていた頃と比べ BCG 骨炎の副反応報告の増加傾向がみられたため[9]，2013（平成25）年より生後3か月以降よりやや遅めの生後5～8か月未満の間での接種が推奨されるようになりました．

BCG ワクチンは定期接種として実施される場合，2005（平成17）年4月から接種前のツベルクリン反応検査なしで接種してよいことになりました．これは生後1歳未満で結核に罹患するリスクがきわめて小さいと考えられるからです．しかし定期接種の時期を過ぎた者に BCG ワクチン接種を任意接種として施行する場合には，ツベルクリン反応検査の要否を考慮する必要があります．これは年齢が上がるにつれ，結核感染のリスクが無視できなくなるからです．ガイドラインにはこの点に関する記述はありませんが，1歳あたりを境にするのがよいでしょう．原則として1歳未満はツベルクリン反応なし，1歳以降はツベルクリン反応で陰性を確認した後に BCG ワクチンを接種するのがよいでしょう．

　BCG ワクチン未接種のまましばらくたった者に接種の要否を尋ねられることがあります．外国には定期接種として BCG ワクチンを行わない国が，先進国を中心にいくつかあります．このような国で生まれ育った子どもが帰国した場合などでこういった問題が生じてきます．BCG ワクチンは乳幼児の粟粒結核や結核性髄膜炎に対する発症予防効果だけ確認されていて，成人型の結核に対する予防効果は確認できていません．現在，乳児に対する BCG ワクチン接種だけが定期接種に残されていて，以前実施されていた小・中学校での BCG ワクチン接種が廃止されたのもこのためです．乳幼児で重症結核が発症する年齢は 5 歳未満と考えられます [10] ので，BCG ワクチン接種を任意接種として未接種者に推奨する年齢も同様に 5 歳未満と考えてよいでしょう．

Ⓖ 麻疹風疹混合ワクチン

　弱毒化麻疹ウイルスによる生麻疹ワクチンと弱毒化風疹ウイルスによる生風疹ワクチンの混合ワクチンです．2006（平成 18）年 4 月から定期接種として，従来の麻疹ワクチンおよび風疹ワクチンそれぞれの単味ワクチンの代わりに接種できるようになりました．この時より接種回数はそれまで 1 回であったものが 2 回となりました．1 回目は 1 歳以降 2 歳未満，2 回目は小学校入学前の 1 年間に接種します．2 回目接種の対象者に関しては当初厳しい条件が付けられましたが，2006（平成 18）年 6 月の予防接種施行令改正で最終的に制限が緩和され，麻疹ワクチンと風疹ワクチンの単味ワクチン既接種者も含め，麻疹風疹混合ワクチンによる 2 回目接種が受けられるようになりました．この結果，2006（平成 18）年からわが国でも小学校入学前の小児全員を対象とした麻疹風疹混合ワクチンの 2 回接種が定期接種として実施されるようになりました．

　麻疹ワクチンの 2 回接種は麻疹排除のため WHO から全世界に対して定期接種化の要望が出されており，すでに世界の 80％ 以上の国々で実施されています．しかし日本ではこのままだと 2006（平成 18）年 4 月の時点で小学生以上の者は 2 回接種の定期接種対象者にはならないことになります．そこで小児〜青年層の麻疹風疹ワクチンの 2 回接種済者を短期間でなるべく増やす目的で，2008（平成 20）年 4 月〜 2013（平成 25）年 3 月の 5 年間の予定で暫定のキャッチアップ接種が勧奨接種として実施され，予定通り 2013 年 3 月で完了しました．この最終年で全国の麻疹風疹ワクチン 1 期の接種率は 95％，2 期は 93％ に達しました．しかし中学 1 年生の 3 期は 88％，高校 3 年生の 4 期は 82％ と目標

の95％は達成できませんでした．ただし，ほぼ全国的に個別接種で実施されたキャッチアップ接種の割には，この年齢層として高い接種率が達成できたと思います．2015年のWHOによる日本の麻疹排除認定もこのキャッチアップ接種の成果といっていいでしょう．2015年の日本の麻疹患者数は年間35人まで減少しました．ただしその後は輸入症例を中心に年間数百例程度の報告が続いています．麻疹ワクチン含有ワクチンの1回接種は2023年現在，世界の83％の国々で，2回接種は74％の国々で実施されています（Vactination Coverage Globally, WHO. https://immunizationdata.who.int）．最近の，日本国内の麻疹・風疹の流行の中心は成人層となりました．

　麻疹風疹混合ワクチンの3期・4期接種の第一の目的は麻疹ワクチンの2回接種率90％以上とそれに伴う麻疹排除の達成で，これはほぼ実現されました．しかしこれだけでは風疹の問題は解決しませんでした．2013年，2018年と風疹の比較的大きな流行がいまだに観測され，先天性風疹症候群児の出生も報告されています．風疹ワクチンと麻疹ワクチンはほぼ同時期（1978年と1977年）に単味ワクチンの定期接種が開始されていますが，両者の間で最も状況が異なるのがワクチン接種の対象者でした．麻疹ワクチン定期接種対象者は最初から1歳以上の男女児全員であったのに対し，風疹ワクチンの場合は定期接種開始から17年の間，中学校2年の女子のみが接種対象とされ，この結果1962（昭和37）年4月2日〜1979（昭和54）年4月1日までに出生した男子全員が風疹感染感受性者として現在に至るまで残され，風疹流行の核となっています．

　風疹感受性者を減らし風疹排除を目指す目的で，2019（平成31）年から2021（令和3）年までの3年間に風疹ワクチン第5期定期接種が設定されました．対象は1962（昭和37）年4月2日から1979（昭和54）年4月1日までの間に生まれた，かつて幼少期に風疹ワクチン定期接種を受ける機会が与えられなかった男性です．具体的な方法は，一度採血を行って抗風疹ウイルス抗体価を測定し，抗体陰性の者に風疹ワクチンまたは麻疹風疹混合ワクチンを第5期定期接種として接種するというものです．第5期定期接種は2019（平成31）年4月から2021（令和3）年4月までの3年間にわたり実施されました．しかしこの間の抗体検査実施率は全対象者の16％ときわめて低く，いっそうの実施率向上を目指して5期接種は2021（令和3）年4月以降2024（令和6）年までの3年間，実施期間が延長されました．

Ⓗ 水痘ワクチン

　弱毒化水痘ウイルスを使った生ワクチンです．1歳以降3歳未満で定期接種として2回接種します．水痘は一般には軽い感染症と考えられがちですが，必ずしもそうとは限りません．日本国内の調査によるとかつて年間およそ100万人が罹患し，そのうち約4,000人が重症化して入院し，20人程度が死亡していると推定されていました[11]．ワクチン接種を徹底できればこれらの数字は0に近づけることができるはずです．

　生水痘ワクチンは日本で開発されたワクチンです．海外で使用されている生水痘ワクチンは現在でもすべて日本で開発されたワクチン株（岡株）が使用されています．アメリカでは1995年より生水痘ワクチンが定期接種化され，その後2回接種が定期接種に取り入れられ，流行の排除に成功しています．日本では定期接種化が遅れていましたが，2014年10月からようやく2回接種として定期接種化されました．

2回目の接種時期

　水痘ワクチンの2回目の接種は海外ではだいたいMMRワクチンの2回目の接種と同時期に行われているようで4～6歳頃が最も多いようですが，1回目接種後2歳までの時期に接種する国もかなりあります．水痘は特に感染力の強い疾患なので，水痘の流行が消滅したとはまだいいきれない日本では，5歳頃まで水痘ワクチンの2回目の接種を待っているとその間に一次ワクチン不全の子どもが水痘に罹患してしまう可能性が残ります．この一次ワクチン不全対策を重視して，水痘ワクチンの2回目接種は1回目接種の6か月後頃（集団生活に入っている場合は1回目の3か月後以降）で当面行っていくのがよいと考えます．

　定期接種化後の生水痘ワクチン接種時期は，1回目の接種は生後12か月以降なるべく早期に，2回目の接種は1回目終了後6～12か月後（少なくとも3か月以上の間隔をあけて）となりました．

Ⓘ 日本脳炎ワクチン

　不活化ワクチンで定期接種として生後6か月以降に接種が可能ですが，通常は3歳以降に接種されています．基礎免疫として最初の年に2回，次の年に1回接種して1期を完了し，以後およそ5年後に2期追加（ブースター）接種が行われます．北海道では日本脳炎ウイルスの伝播がないという理由で，以前は定

期接種が行われていませんでしたが，2016(平成 28)年 4 月より定期接種とし
て接種されるようになりました．日本脳炎は海外では東南アジアから南アジア
にかけて広く流行が確認されています．この方面に渡航する際には接種(未接
種の場合)や追加接種を考慮する必要があります．

　2005(平成 17)年 7 月に厚生労働省から，現行の日本脳炎ワクチンに対する接種
勧奨を一時中止することが発表されました．以後，ほぼ全国的に日本脳炎定期予
防接種が中止状態に陥りました．勧奨中止の理由は，日本脳炎ワクチンとの関
与が疑われる重篤な急性散在性脳脊髄炎(acute disseminated encephalomyelitis：
ADEM)の症例が 1 例報告されたためでした．ADEM は他の予防接種後や通常
のウイルス感染後にも，多くはありませんがみられるものです．このとき中止
となった理由は接種後の ADEM の発症頻度が増加したからではなく，今まで
あまりみられなかったような重篤な ADEM の症例が日本脳炎ワクチン接種後
に 1 例報告されたからでした．日本脳炎発症者が国内で年間 0 例あるいは一桁
の現状で，ワクチンの副反応によるデメリットがメリットを上回るかどうか疑
問が生じたための処置ということでした．

　日本脳炎ワクチンは約 5 年間の勧奨中止の間に，従来のマウス脳を使ったワ
クチンは在庫を含めすべてなくなりました．そして 2009(平成 21)年より新し
い組織培養を使ったワクチンが市場に出回るようになりました．しかし，当初
は申請した 2 社のうち 1 社しか認可が下りなかったため，供給量に不安が残る
状況がしばらく続きました．

　2010(平成 22)年 4 月より，条件付きながら日本脳炎ワクチンの積極的な接
種勧奨が再開されました．以前と同様，3 歳に達した小児へは 1 期接種の定期
接種の案内が出されるようになり，また同年 8 月より 2 期接種も勧奨が再開さ
れました．積極的勧奨中止の約 5 年間に接種が受けられなかった接種対象者に
対する救済処置も順次行われるようになりました．

　日本脳炎ワクチンの接種勧奨が中止された 5 年間に日本国内で 4 例の小児日
本脳炎患者発症の報告がありました．1990 〜 2004 年までの 15 年間に国内の
小児日本脳炎患者は 1 例しか報告されなかったことを考えると大幅な増加で，
現在の日本脳炎ワクチン定期接種の有用性が端なくも示される結果となりま
した．

　日本国内のブタからは現在でも日本脳炎ウイルスが検出されています．感染
のリスクは身近に存在しますので，これまで接種が受けられなかった者を含め

すべての接種対象の小児が接種を受けられる体制が望まれます.

日本脳炎ワクチンの接種は通常 3 歳より開始され,合計 4 回の接種が設定されています.最初の 3 回はまとめて第 1 期接種と呼ばれ,第 1 期初回,第 1 期 2 回目,第 1 期追加の 3 接種が含まれます.最初の第 1 期初回接種で日本脳炎ウイルスに対する免疫記憶が形成され,さらに第 1 期 2 回目と第 1 期追加接種を加えることで日本脳炎ウイルスに対する基礎免疫が確立されます.最後の 1 回は第 2 期(追加)接種と呼ばれ,9 ～ 12 歳時(第 1 期接種完了のおよそ 5 年後)に接種します.第 1 期接種で確立した日本脳炎ウイルスに対する基礎免疫が年数の経過に伴い衰えてくるのを蘇らせて免疫力を増強し,さらに 5 年以上の持続が期待される免疫力を追加します.

日本脳炎ワクチンは通常 3 歳以降の接種開始が推奨されていますが,定期接種自体は生後 6 か月以降で開始できるように設定されています.現状では日本の日本脳炎罹患者は全世代を通して年間 0 ～ 10 名程度でその多くは日本脳炎ワクチン定期接種化以前に出生した高齢者です.小児の感染はほぼ年間 0 ～ 1 人程度にコントロールされていますが,局地的な流行等にも備えられるよう,生後 6 か月以降でも定期接種が開始できるよう制度上は設定されています.

日本脳炎ワクチンの接種量は 3 歳以上で 1 回 0.5 mL,6 か月～ 3 歳未満で 1 回 0.25 mL です.接種間隔は第 1 期初回と第 1 期 2 回目の接種の場合,標準的には 6 日～ 28 日までとされていますが,できるだけ 28 日かそれ以上の間隔で接種するのがいいでしょう.接種間隔は長いほど強固な免疫が構築されるからです.同様に第 1 期 2 回目と第 1 期追加の接種間隔は標準的には 6 か月以上とされていますが,日本脳炎の免疫確立を急ぐのでなければ 1 年かそれ以上の長めの間隔をとって接種するのがいいでしょう.

Ⓙ ヒトパピローマウイルスワクチン

子宮頸がん予防を目的としたワクチンです.ヒトパピローマウイルス(human papillomavirus:HPV)の被殻を形成する L1 蛋白を遺伝子工学的手法で合成してウイルス様粒子(virus-like particle)を構築し,これを抗原基としてつくられた一種の不活化ワクチンです.サーバリックス®は 2009(平成 21)年に,ガーダシル®は 2011(平成 23)年 8 月に国内で販売が開始されました.

ヒトパピローマウイルスには約 100 種類の血清型が存在しますが,このうちの約 15 種類の血清型のウイルスが子宮頸がんの発症に関与することがわかっ

ています．3 種類のヒトパピローマウイルス（HPV）ワクチンが 2023（令和 5）年
9 月現在，国内で販売されています（**表 4**）．サーバリックス®は HPV 16 型と
18 型の 2 種類の高リスク HPV に対応する 2 価の子宮頸がん予防ワクチンです．
ガーダシル®も子宮頸がん予防の面ではサーバリックス®と同じく 16 型と 18
型の 2 種類の高リスク HPV に対応した子宮頸がんワクチンです．ただし，ガ
ーダシル®にはこの他に，尖圭コンジローマ（外陰部の良性腫瘍）予防を目的と
した 6 型と 11 型の 2 種類の低リスク HPV に対応した 2 価のワクチンも含まれ
ています．このためガーダシル®は 2 価＋ 2 価で 4 価ワクチンとよばれていま
すが，子宮頸がん予防ワクチンとしてみると，サーバリックス®もガーダシ
ル®も 2 価ワクチンです．ガーダシル®は尖圭コンジローマ予防のためのワク
チンが追加されている分メリットが大きいといえますが，添加されているアジ
ュバントの違いからサーバリックス®のほうが 16 型，18 型に関しては高い中
和抗体価が得られ，長期の免疫持続効果が期待できる状況にあります．どちら
も一長一短といったところです．将来の子宮頸がん予防効果の長期持続に賭け
るか，直近の尖圭コンジローマ予防効果をとるか，悩ましいところです．サー
バリックス®，ガーダシル®およびシルガード®9 は定期予防接種として選択可
能です．

　シルガード®9 は 7 価の子宮頸がん予防ワクチンと 2 価の尖圭コンジローマ
予防ワクチンを含む 9 価の混合ワクチンです．2021（令和 3）年 2 月より国内で
任意接種ワクチンとして販売が開始された比較的新しいワクチンです（その後
定期接種にも採用されました）．子宮頸がん予防ワクチンとして比較すると，
従来のサーバリックス®とガーダシル®はいずれも HPV16 型と 18 型の 2 種類
の高リスク HPV 感染由来の子宮頸がん予防に有効な 2 価の混合ワクチンであ
るのに対し，シルガード®9 は HPV16 型と 18 型に加え HPV31 型，33 型，45 型，
52 型，58 型の併せて 7 種類の高リスク HPV 感染由来の子宮頸がん予防に有効
な混合ワクチンということになります．サーバリックス®とガーダシル®はど

表4　**3 種類の HPV ワクチンの比較**

価数	商標	高リスク HPV		低リスク HPV
2 価ワクチン	サーバリックス®	16 型，18 型	—	—
4 価ワクチン	ガーダシル®	16 型，18 型	—	6 型，11 型
9 価ワクチン	シルガード®9	16 型，18 型	31 型，33 型，45 型，52 型，58 型	6 型，11 型

ちらも全子宮頸がんのおよそ7割を予防するのに対し，シルガード®9はおよそ9割を予防します．ワクチンが予防する子宮頸がんの遺伝子型の範囲でみるとシルガード®9が有利です．

ヒトパピローマウイルスワクチンは2013（平成25）年4月よりサーバリックス®とガーダシル®が，2023（令和5）年4月よりシルガード®9が定期接種化されました．標準的な接種時期は中学校1年生で，小学校6年生から高校1年生までが接種対象に含まれています．国内では女子のみが接種対象ですが，海外では男子も接種対象に含める国もあります．完了までに2回（シルガード®9）ないし3回の接種が必要ですが，3つのワクチンは目的は同じでも製剤としては全く別のワクチンであるため，接種途中の乗り換えは当初認められていませんでした．しかしその後，2価ワクチンまたは4価ワクチンで接種を開始し，1回目または2回目の接種を完了し，最後の1回または2回の接種を9価ワクチンで置き換える「交互接種」も認められるようになりました．

ワクチン接種後の持続性疼痛という当初予期されなかった有害事象の報告があり，2013（平成25）年6月より接種勧奨の一時中止の処置が厚生労働省によりとられました．その結果，接種率の大幅な低下が続く事態となり，将来への影響が危惧されました．2021（令和3）年11月に接種勧奨の一時中止処置の見直しがなされ，定期接種勧奨が8年ぶりに再開されました．

Ⓚ インフルエンザワクチン

インフルエンザウイルスをエーテル処理後，精製を加えてつくられた不活化ワクチン（スプリットワクチン）です〔2023（令和5）年になって経鼻投与型の生ワクチンが承認されました〕．小児の場合は毎年2回の接種が必要ですが，13歳以上の者が毎年接種を受ける場合は，1回の接種でも2回の接種とほぼ同様の効果が得られるため，1回の接種でよいことになっています．毎年その冬に流行する可能性が高いと予測されるA型インフルエンザウイルス2種類（H1N1とH3N2）とB型インフルエンザウイルス2種類（ビクトリア系統と山形系統，2015/16シーズンよりB型も2系統のワクチンを含む4価ワクチンに変更）に対するワクチンを混合したワクチンが毎年新たに製造されています．流行株とワクチン株が一致すれば大きな予防効果が期待できます．

1994（平成6）年の予防接種法改正以後に小児に対するインフルエンザワクチンは定期接種から任意接種となり，製造量は激減しました．しかし，その後イ

ンフルエンザワクチンの有効性が再確認され，また一般の関心も高まり接種希望者が増加したため，ワクチン製造量も再び増加してきました．2001（平成13）年に二類〔2013（平成25）年より B 類〕勧奨接種のワクチンに指定され，65歳以上の者，および 60 歳以上 65 歳未満で，心・腎・呼吸器に機能障害を有する者やヒト免疫不全ウイルスによる免疫機能障害を有する者に対して接種が勧められるようになりました．B 類勧奨の予防接種は個人防衛的意義が主なものとされています．接種費用は一部が個人負担となり，有害事象が発生した場合の保障は任意の予防接種と同じ扱いとなります．

　2004（平成 16）年からアメリカでは 6 か月以上 2 歳未満の小児に対するインフルエンザワクチンが，定期接種として原則全員に接種が推奨されるよう格上げされました．結局 2023 年 9 月現在では 6 か月以上 18 歳未満の小児全員にインフルエンザワクチンの接種が定期接種として推奨されています．これに対し日本では同じ 2004（平成 16）年に日本小児科学会から 1 歳以上 6 歳未満の小児に対するインフルエンザワクチンの接種が推奨されるようになり 2023 年 9 月現在で 6 か月以上 18 歳未満の小児全員に対し小児科学会より接種が推奨されていますが，定期接種化はまだです．

　2009（平成 21）年にパンデミック・インフルエンザの流行があり，この年は従来の季節型インフルエンザワクチン（3 価の混合ワクチン）とパンデミック・インフルエンザワクチン（1 価）の 2 種類のインフルエンザワクチンが製造されました．2010（平成 22）年はパンデミック・インフルエンザ（H1N1）ワクチンと季節型インフルエンザの A 香港型（H3N2）および B 型 1 種類を含む 3 価の混合ワクチンが製造されるようになりました．その後，パンデミック・インフルエンザワクチンは H1N1 の季節型インフルエンザワクチンの成分としてインフルエンザワクチンに混合されるようになりました．

　アメリカで開発され実用化された経鼻生インフルエンザワクチン「フルミスト®」が 2023 年 3 月に日本国内での製造・販売の承認を受けました．順調に進めば 2023 年冬のインフルエンザシーズンに向けた鼻腔に噴霧するだけで接種が完了できるインフルエンザワクチンが登場する可能性があります．

　インフルエンザワクチンは毎年接種が必要です．接種回数は日常生活の中でインフルエンザ感染既往やインフルエンザワクチン接種の経験が豊富な 13 歳以上の者は 1 回，感染既往や接種経験が少ない 13 歳未満の者は 2 回です．2回接種の場合の接種間隔は，2 〜 4 週間の間隔を置いて（3 歳以上 13 歳未満），

または 1 〜 4 週間の間隔を置いて(13 歳以上)とされていますが，接種効果を
なるべく高めるためには可能な限り長めの 4 週間またはそれ以上の間隔を目指
すといいでしょう．13 歳以上の者の接種回数は通常は 1 回で十分です．接種
量は 6 か月 〜 3 歳未満は 0.25 mL，3 歳以降は成人まで含めて 0.5 mL です．「体
重が少ない」「身体が弱い」等の理由から接種量を 1 〜 2 割削って接種すること
を推奨する話を聞くことがあります．全く根拠のない俗説で，ワクチン効果の
減弱の恐れもある処置で，このような減量は行わないようにしてください．

ⓛ 23 価成人用肺炎球菌多糖体ワクチン

　肺炎球菌感染症予防効果を目的として主に高齢者対象に接種されるワクチン
です．2014(平成 26)年 10 月より 65 歳の人を対象に 1 回接種が B 類勧奨接種
として定期化されました．23 価成人用肺炎球菌多糖体ワクチンは 7 価・13 価
小児用肺炎球菌結合型ワクチンより以前に開発された，いわば第一世代の肺炎
球菌ワクチンです．このワクチンは肺炎球菌の莢膜多糖体をワクチン抗原とし
て利用していますが，最も重要な接種対象である 2 歳未満の小児に対する免疫
効果がまったく得られませんでした．そこで莢膜多糖体にキャリア蛋白を人為
的に結合させた抗原を作製しワクチン化したのが小児用肺炎球菌結合型ワクチ
ンで，現在も有効に小児を対象として接種されています．

　キャリア蛋白結合型の小児用肺炎球菌結合型ワクチンの登場以降，通常の小
児対象のワクチンとして 23 価肺炎球菌多糖体ワクチンの出番はなくなりまし
た．しかし成人，特に高齢者ではキャリア蛋白のない莢膜多糖体ワクチンでも
初めての接種の後に一定程度の免疫効果が期待できること，23 価ワクチンは 7
価ワクチンや 13 価ワクチンよりカバーできる血清型が広く，そのなかに成人・
高齢者で感染が問題となる血清型も一部含まれることなどの理由から，23 価
肺炎球菌多糖体ワクチンは現在も主に高齢者対象のワクチンとして使用が続け
られています．

　23 価成人用肺炎球菌多糖体ワクチンの成人・高齢者に対する接種後の効果です
が，実ははっきりしません．臨床試験ごとに様々です．そのなかで健康成人の
重症肺炎球菌感染症と肺炎の予防効果は確認できていますが，高齢者に対する
効果や高リスク者に対する効果は調査毎に異なりはっきりしないのが現状です．

　以上のような状況のなかで，23 価成人用肺炎球菌多糖体ワクチンに対する
WHO とアメリカの ACIP〔Advisory Committee on Immunization Practices(予防接

種諮問委員会）〕の対応は分かれています．WHO は資源・資金は有限で，より
費用対効果の高い事業に投資することを優先する立場から，23 価成人用肺炎
球菌多糖体ワクチンの定期接種化は支持していません[12]．一方，ACIP は効果
のはっきりしない面も確かにあるが期待もできるという立場で，65 歳の高齢
者と 60 ～ 65 歳未満の高リスク者に接種を推奨し[13]，アメリカでは定期接種化
されました．さらに予防効果の増強が期待できることから，2014 年 10 月より
13 価肺炎球菌結合型ワクチン接種のあと 1 年以上あけて 23 価肺炎球菌多糖体
ワクチンを接種する接種法に変更されました．またさらにその後アメリカでは
15 価肺炎球菌結合型ワクチンと 20 価肺炎球菌結合型ワクチンの登場を受けて，
13 価肺炎球菌結合型ワクチンと 23 価肺炎球菌多糖体ワクチンの一律な併用接
種法は定期接種で採用されなくなり，代わりに 15 価肺炎球菌結合型ワクチン
と 23 価肺炎球菌多糖体ワクチンの併用接種，ないしは 20 価肺炎球菌結合型ワ
クチンの単独接種が 2023 年 9 月現在，定期接種として採用されています．日
本は 2014 年 10 月の定期接種化では 2014 年 10 月以前のアメリカと基本的に同
じ立場をとったことになります．

　23 価成人用肺炎球菌多糖体ワクチンの通常勧められる接種回数は 1 回のみ
です．これはアメリカでもそうです．その理由は，このワクチンは接種後に抗
体産生の刺激はするものの記憶 B 細胞は誘導せず，追加接種をしても不活化
ワクチン接種で一般にみられるブースター効果があまりみられないためです．

2）定期外の予防接種

　定期外（任意）の予防接種を表 5 にまとめました．

Ⓐ おたふくかぜワクチン

　弱毒化ムンプス（おたふくかぜ）ウイルスを使った生ワクチンです．1 歳以降
の希望者に 1 回ないし 2 回接種します．以前は MMR ワクチンとして定期接種（当
時の義務接種）に組み込まれたこともありましたが，MMR ワクチン接種中止後
は定期外（任意）の扱いのままです．海外ではおたふくかぜワクチンは MMR ワ
クチンとして接種されることがほとんどで，世界の 123 の国々（2023 年）で定期
接種されています[14]．

　副反応としての無菌性髄膜炎の発症は生ワクチンの性格上，現時点ではある
程度やむを得ません．自然感染のおたふくかぜに伴う無菌性髄膜炎に比べれば

現在のワクチン接種後の無菌性髄膜炎の発症率は格段に低くなっています[15]．また，ムンプス罹患後やおたふくかぜワクチン接種後にみられる髄膜炎は基本的に良性の疾患で，完全に治癒し後遺症を残すことも通常はありません．

さらに，ムンプス罹患後にはおよそ1,000人に1人の割合で難聴を発症することが知られています[16]．この難聴は永続します．多くは片側性ですが，なかには両側性のものもあります．また片耳だけ聞こえていればいいというわけでもありません．さらに思春期から成人後にムンプスに罹患すると，精巣炎や卵巣炎を発症する頻度が増加することも知られています．ムンプスをワクチンで予防することは，こういった様々な合併症を防ぐという意味で大変有意義なことです．

日本ではおたふくかぜワクチンはこれまで定期外接種の扱いで，以前は1歳以降に0.5 mLの1回接種が実施されてきました．海外のおたふくかぜワクチンは多くの国でMMRワクチンとして接種されています．WHOの麻疹排除運動のなかで麻疹ワクチン2回接種が推奨され，それが結局MMRワクチン2回接種につながり，おたふくかぜワクチン2回接種が広がりました．おたふくかぜワクチンの場合，1回接種の有効率は80～90%ですが，これを2回接種にすると90%以上になると考えられます．

おたふくかぜワクチンの1回目は多くの国で1歳以降に接種されていますが，

表5 定期外（任意）の予防接種

ワクチン		接種回数	接種間隔	対象年齢	接種量	接種法
B型肝炎	母子感染予防（国際方式）	3回	1回目*：生後12時間以内 2回目：1か月時 3回目：6か月時 *HBIGを併用	日齢0で開始	0.25 mL	皮下注
おたふくかぜ		1～2回	1回目：1歳～ 2回目：1回目の3か月後～2歳 または5～7歳	1歳～	0.5 mL	皮下注
インフルエンザ（小児）		<13歳：2回 ≧13歳：1回 毎年接種が必要	2～4週	6か月～	<3歳：0.25 mL ≧3歳：0.5 mL	皮下注
A型肝炎		3回	1～2回目：2～4週 1～3回目：24週	1歳～	0.5 mL	皮下注 筋注

2 回目の接種時期は国により様々です．多くの国で MMR ワクチンの 2 期として接種されますが，1 歳代で接種する国もあれば 12 ～ 13 歳頃接種する国もあります．そのなかで 4 ～ 6 歳頃接種する国が多いようですが，2 歳未満で接種する国も少なくありません．

　日本の場合，将来 MMR ワクチンが使用されるようになれば，現在の MR ワクチン 2 期の接種時期に MMR ワクチン 2 回目が接種されるようになることが予想されます．日本小児科学会の推奨スケジュールでも現在の MR ワクチン 2 期と同時期の 5 ～ 7 歳が勧められていて，これも 1 つの考え方だと思います．ただし，ムンプスの流行がまだ残り日常的に発症がみられる日本の現状では，2 回目接種まで 1 回目終了から 4 ～ 5 年待っている間に感染する人が出てくる可能性が残ります．ムンプスの流行がまだはっきりみられている間は，1 回目接種 3 か月後から 2 歳頃までの早期に 2 回目接種を行い，一次ワクチン不全の減少に注力する方法も意義があると思います．

⑧ A 型肝炎ワクチン

　A 型肝炎ウイルスをホルマリンで不活化してつくられたワクチンです．1995（平成 7）年から市販されるようになりました．2 回ないし 3 回の接種が必要です．1 回目と 2 回目の接種はそれぞれ 0.5 mL を 2 ～ 4 週（できれば 4 週間）の間隔で筋肉内または皮下に接種します．接種を急ぐ時は 2 週の間隔で 2 回接種し完了します．この 2 回接種では長期の免疫は期待できません．免疫を長期に維持するためには 1 回目から 24 週以上開けて 0.5 mL を 1 回，3 回目として接種して完了とします．以前は日本の A 型肝炎ワクチンは 16 歳以上にしか認可されていませんでしたが，2013（平成 25）年 4 月よりこの制約が撤廃され，添付文書上も小児への接種が認められるようになりました．現在は逆に添付文書上は年齢の制限はありません．アメリカや WHO では 1 歳以上の接種を推奨していますので，通常はこれに準じた形で接種するとよいでしょう．

　A 型肝炎に対する抗体保有率は年々減少する傾向があります．2013 ～ 2017 年に採血された国内健常人血清を対象に行った疫学調査の結果，全人口の約 80％，60 歳未満の 99％が A 型肝炎ウイルス感受性者と推定されています[17]．2003（平成 15）年の時点で年齢が 40 歳以下の者の抗体保有率は 1％ とされています[18]．発展途上国を中心に海外では現在も広く伝播がみられますので，海外旅行者や医療従事者などは特に接種を考慮する必要があります．

ワクチンの成分

　ワクチンのなかには接種を受ける人に免疫を賦与するための抗原物質と，それ以外の何種類かの添加物が含まれています．通常はそれぞれのワクチンにどのようなものが含まれているのか気にかけていないことも多いのですが，アレルギーを有する小児の予防接種の場合などには，成分として何が含まれているのか気になります．

　以下，本項ではワクチンに含まれる成分について解説します．ワクチンの成分は大きく分けると，①抗原物質，②保存剤，③安定剤，④抗菌薬，⑤不活化剤，⑥アジュバント，⑦懸濁液があります（表6）.

1）抗原物質

　免疫系を刺激して免疫形成を促す抗原としての役割を有するものです．表7に現行の主なワクチンで使われている抗原物質をまとめました．弱毒化はされているものの生きたウイルス全体が含まれる場合もあります（生ワクチン）．また不活化された細菌やウイルスから抽出された成分の全体または一部が含まれる場合（不活化ワクチン）や，細菌が産生する毒素を無毒化したものが含まれる場合（トキソイド）もあります．

　B型肝炎ワクチンやヒトパピローマウイルスワクチンは遺伝子組み換え技術を利用してつくられています．ウイルス抗原蛋白（HBs抗原）やウイルスの被殻蛋白（L1蛋白）を培養細胞のなかで合成し，これをワクチンの抗原として使用しています．

表6　ワクチンに含まれる成分

成　分	例
抗原物質	（表7参照）
保存剤	チメロサール，2-フェノキシエタノール
安定剤	ソルビトール，乳糖，ブドウ糖，ポリソルベート80など
抗菌薬	カナマイシン，エリスロマイシン
不活化剤	ホルマリン
アジュバント	アルミニウム塩，ASO4
懸濁液	注射用水

表7　ワクチンに含まれる抗原物質

ワクチン	抗原成分	ワクチンの種類
インフルエンザ菌 b 型	破傷風トキソイド結合インフルエンザ菌 b 型多糖	不活化ワクチン
小児用肺炎球菌	肺炎球菌莢膜ポリサッカライド- CRM197 結合体	不活化ワクチン
B 型肝炎	HBs 抗原蛋白(遺伝子組み換え)	不活化ワクチン
ロタウイルス	弱毒生ロタウイルス(ヒトまたはウシーヒト組み換え)	生ワクチン
DPT-IPV	不活化百日咳菌感染防御抗原	不活化ワクチン
	無毒化ジフテリア菌毒素	トキソイド
	無毒化破傷風菌毒素	トキソイド
	不活化ポリオウイルス 1 型, 2 型, 3 型 (Sabin 株)	不活化ワクチン
	不活化ポリオウイルス 1 型, 2 型, 3 型	不活化ワクチン
BCG	ウシ型結核菌弱毒菌株	生ワクチン
麻疹風疹混合	弱毒生麻疹ウイルス	生ワクチン
	弱毒生風疹ウイルス	生ワクチン
おたふくかぜ	弱毒生ムンプスウイルス	生ワクチン
水痘	弱毒生水痘ウイルス	生ワクチン
インフルエンザ	インフルエンザウイルス HA 画分	不活化ワクチン
日本脳炎	不活化日本脳炎ウイルス精製物	不活化ワクチン
ヒトパピローマウイルス	ヒトパピローマウイルス L1 蛋白質ウイルス様粒子	不活化ワクチン
A 型肝炎	不活化 A 型肝炎ウイルス抗原	不活化ワクチン
23 価肺炎球菌多糖体	肺炎球菌莢膜ポリサッカライド	不活化ワクチン
4 価髄膜炎菌	髄膜炎菌(血清型 A, C, Y, W-135)多糖体ジフテリアトキソイド結合体	不活化ワクチン
帯状疱疹ワクチン	水痘帯状疱疹ウイルス gᴱ 抗原	不活化ワクチン
新型コロナウイルスワクチン (ファイザー)	なし	mRNA ワクチン

　インフルエンザ菌 b 型ワクチンや小児用肺炎球菌ワクチンでは，菌体の表面にある莢膜多糖体を集め，これにキャリア蛋白(破傷風トキソイド，変異ジフテリア毒素など)を結合させたものを合成し，ワクチンの抗原として使用しています.

2) 保存剤

　ワクチンが製造されてから使用されるまでの間，容器のなかで混入した細菌が繁殖するのを防ぐために添加される薬品です.

Ⓐ チメロサール

　チメロサール(図3)は水銀を含む化合物で，主としてワクチンに添加する防

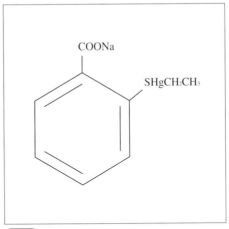

図3 チメロサール

腐剤として 1930 年代から使われています．一般にはあまり聞き慣れない名前ですが，これはワクチン以外では現在はほとんど使われていないためです．不活化ワクチン，トキソイドの一部はチメロサールを含有していますが，生ワクチンは保存剤を入れられないためチメロサールも含有されていません．

　アメリカでは，食品医薬品局(FDA)の勧告により水銀化合物全体の見直しが行われ，1999 年よりチメロサールに含まれるエチル水銀のまだ解明されていない未知の危険性が危惧されるようになり，各種不活化ワクチンに含まれていたチメロサールは可能なものから除去されることになりました．その結果，アメリカでは DPT ワクチンとインフルエンザワクチンの一部以外はほとんどチメロサール非含有となりました．

　チメロサール非含有ワクチンに関する大原則は 1 回で使い切ることです．集団接種用に大きなバイアルで準備され，何回も針を刺して吸い取る形のワクチンは菌が混入する危険性が高くなります．このような大人数用の不活化ワクチンには必ずチメロサールあるいは何らかの保存剤が入っている必要があります．保存剤の入っていないワクチンでこのような使い方をすると，エンドトキシンショック発症の危険が出てきます．

　日本では，2023(令和5)年 9 月現在，破傷風トキソイド，インフルエンザワクチン，B 型肝炎ワクチンのそれぞれ一部製品にチメロサールが含まれています．ただし，チメロサール含有ワクチンの多くはチメロサール濃度が以前より

きわめて低く設定されるようになりました.

　ところで,アメリカがワクチンからのチメロサール除去を進めた後も,チメロサールが原因となった有害事象は証明されることのない状況が続きました.また,チメロサールなしのワクチンは個別包装化や無菌包装化の必要性から単価の上昇を招き,特に発展途上国での接種にコスト面から障害となることが問題視されるようになりました.その結果,2012(平成24)年にはWHOよりワクチンに含まれるチメロサールの安全性を見直す声明が出されるに至りました[19].発展途上国を含めた全世界の子どもたちに大切なワクチン接種を行き渡らせるためには,チメロサールは現在なくてはならない保存剤です.過剰な忌避反応は避けるべきでしょう.

Ⓑ 2-フェノキシエタノール

　フェノールとエチレングリコールのエーテル結合体(**図4**)で,工業的には有機物の溶媒として使われています.殺菌作用があるため,化粧品の防腐剤として最近使用が広がってきています.ワクチンの保存剤としてこれまで添加されてきたチメロサールの使用が控えられるようになってきたため,その代替として不活化ワクチンにも使用されるようになりました.2023(令和5)年9月現在,不活化ポリオワクチン,破傷風トキソイドの一部製品に2-フェノキシエタノールが保存剤として含まれています.一時期インフルエンザワクチンにも使用

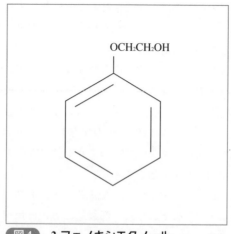

OCH₂CH₂OH

図4　2-フェノキシエタノール

されたことがありましたが，その後使用を取り止められました．

3）安定剤

　ワクチンの種類により，また製造会社によりそれぞれ異なりますが，安定剤としてはソルビトール，乳糖，ブドウ糖，グルタミン酸ナトリウム，ポリソルベート80などが使われています．

　以前はゼラチンが安定剤として広く使用されていました．しかし，ワクチン接種後のゼラチンアレルギーの発症が明らかとなり，ワクチンからのゼラチン除去が進められました．2023（令和5）年9月現在，日本国内で認可販売されているワクチンは狂犬病ワクチンを除きすべてゼラチンフリーとなっています．

4）抗菌薬

　抗菌薬はワクチン製造過程のなかで，ウイルスを培養細胞を使って培養するときに細菌の混入を防ぐ目的で培養液中に添加されます．この後に精製されてワクチンがつくられていきますが，生ワクチンでは抗菌薬を完璧に除去することは不可能で，若干の残留があります．麻疹風疹混合，麻疹，風疹，おたふくかぜ，水痘の各ワクチンには少量ですが抗菌薬が含有されています（表8）．なお麻疹ワクチンのみですが1社で販売されている製品は，カナマイシンのみ含有しエリスロマイシンは非含有となっています．

　現在ワクチンの製造過程で使用される抗菌薬はエリスロマイシンとカナマイシンの2種類です．このうちカナマイシンは小児科の一般臨床に使われることはほとんどありません．アレルギーとして注意しなければならない抗菌薬はエリスロマイシンだけと考えてよいでしょう．

表8　抗菌薬を含有するワクチン

ワクチン	抗菌薬	
	エリスロマイシン	カナマイシン
麻疹，風疹，麻疹風疹混合	○	○
おたふくかぜ	○	○
水痘	○	○

5) 不活化剤

Ⓐ ホルマリン

「ホルムアルデヒド(HCHO)の40%溶液をホルマリンとよび,ホルマリンは消毒剤や防腐剤として,また生体試料の固定に用いられる」と岩波書店の『生化学事典』"ホルムアルデヒド"の項目には書かれています.

ホルマリンは不活化ワクチンの製造過程で,病原体を不活化する目的で添加されます.不活化には他の化合物の添加や熱処理などいくつかの方法がありますが,日本ではホルマリン添加による不活化が一般的となっています.ホルマリン添加後の精製過程のなかでホルマリンの濃度はかなり薄くなりますが,最終的に少量の残留があります.ホルマリンも,まれではありますがアレルギーの原因となることがあるようです[20].

6) アジュバント

病原体の抗原情報が免疫系に正確かつ有効に伝えられるよう手助けをする物質をアジュバントとよびます.細菌やウイルスの菌体に含まれる多糖体や蛋白,DNA,RNAなどの一部にアジュバントとして働く力をもつ部分があります.これらが自然免疫系のTLR(Toll Like Receptor)などを介してヒトと異なる病原体独自の情報として抗原情報を送り,免疫反応が開始されます.

生ワクチンは弱毒化されてはいるものの病原体を丸ごと残してつくられていますので,病原体が本来もつアジュバント成分はワクチンのなかに最初から含まれています.このため,わざわざ外からアジュバントを添加しなくても十分有効な免疫が確立できます.実際,アジュバントが添加された生ワクチンはありません.

不活化ワクチンには色々なタイプがあります.全菌体型とよばれ,不活化後も病原体の成分をすべて残したタイプのワクチンは病原体本来のアジュバント成分も残されていますので,通常は外からのアジュバント添加なしでワクチンとして有効に働きます.しかし不活化後に病原体の成分を精製した不活化ワクチンや遺伝子工学的に抗原物質だけ合成してつくられた不活化ワクチンの場合は,そのままだと抗原物質はあってもアジュバントが含まれず,免疫原性の劣るワクチンになってしまいます.この欠点を補うため添加される物質が,ワクチンの成分としてのアジュバントです.

　アジュバント物質として最も歴史が古いのがアルミニウム塩です．アルミニウム塩の添加に伴う免疫増強効果は以前から経験的に知られていましたが，これがどのようなメカニズムから免疫反応を助けるのかが確認されたのは，自然免疫の研究が発展しアジュバントの存在が認識されるようになった最近のことでした．現在，アルミニウム塩がアジュバントとして添加されるワクチンには，DPT-IPV，DT トキソイド，破傷風トキソイド，B 型肝炎ワクチン，小児用肺炎球菌ワクチン，4 価ヒトパピローマウイルスワクチン（ガーダシル®），9 価ヒトパピローマウイルスワクチン（シルガード®9）があります．

　ヒトパピローマウイルスワクチンのサーバリックス®には ASO4 とよばれる独自に開発されたアジュバントが含まれています．これは，いわば次世代のアジュバントで，アルミニウム塩アジュバントに加え，モノホスホリルリピッド A という脂質のアジュバントも含むものです．従来のアルミニウム塩アジュバントのみの場合よりさらに高い免疫増強効果が得られます．アルミニウム塩アジュバントだけのガーダシル®と比べサーバリックス®が有意に高い抗体価を接種後に獲得できるのは，この ASO4 アジュバント添加による効果と考えられています [21]．このような次世代のアジュバントは今後のワクチン開発の幅を広げるものとして注目されます．

表9　ワクチンの製造上使用する培養系

ワクチン	培養系
B 型肝炎	酵母
ロタウイルス	Vero 細胞[*1]
DPT-IPV（ポリオ）	Vero 細胞[*1]
麻疹風疹（麻疹）	ニワトリ胚初代培養細胞
麻疹風疹（風疹）	ウサギ腎初代培養細胞，またはウズラ胚初代培養細胞
おたふくかぜ	ニワトリ胚初代培養細胞
水痘	ヒト二倍体培養細胞
インフルエンザ	鶏卵尿膜腔内で培養[*2]
日本脳炎	Vero 細胞[*1]
ヒトパピローマウイルス	イラクサギンウワバ（昆虫）由来細胞，または酵母
A 型肝炎	Vero 細胞[*1]

[*1]：アフリカミドリザル腎臓由来培養細胞
[*2]：細胞培養以外の培養系

7) 懸濁液

　ワクチンには使用時に溶解して使用する凍結乾燥製剤と，最初から液剤として供給されるものの2種類があります．凍結乾燥製剤の溶解液には注射用水（蒸留水）が使われ，これは通常ワクチンに添付されています．

8) その他

　ワクチンの製造工程では多くの場合，細胞培養が行われます（表9）．このときの培養液には様々な物質が含まれています．これらが精製後も微量で残存している可能性も考えられますが，詳細は不明です．

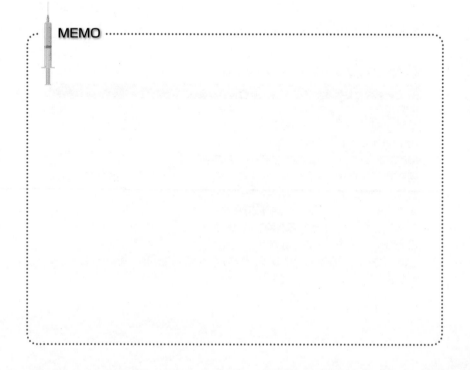

MEMO

4　ワクチンの接種間隔

　生後しばらく，特に2年以内は予防接種を続けて何度も受ける時期です．ワクチンを続けて接種する場合は種類により決められた最低限の間隔が必要なので，この間隔を間違えないよう注意する必要があります．ワクチンの接種間隔といっても同じワクチンを続けて打つ場合と別の種類のワクチンを引き続き接種する場合とではそれぞれ意味が異なりますので，混同しないように注意してください．

1）同じ種類のワクチン同士の接種間隔（不活化ワクチン）

　不活化ワクチンの接種を開始する際は，最低3〜4週以上の間隔を置いて2〜3回の接種が行われます．そして，その後は最低4か月ないし1年程度の間隔を置いて1回の追加接種が行われます．最初の2〜3回の接種は通常，1期初回の1回目，2回目，3回目とよばれ，間隔をより長く置いたその次の接種は1期追加とよばれます．1期初回が2回で完了する不活化ワクチンには，B型肝炎ワクチン，日本脳炎ワクチン，A型肝炎ワクチン，ヒトパピローマウイルスワクチン（シルガード®9は1回で完了）があります．また1期初回が3回で完了する不活化ワクチンには，Hibワクチン，小児用肺炎球菌ワクチン，DPT-IPVがあります．

　不活化ワクチンの初回が2〜3回の接種を必要とする理由は，ほとんどの不活化ワクチンは1回だけの接種では免疫記憶の確立までは達成できるものの，感染予防に必要なレベルの抗体獲得には至らないからです（**図5**）．確かな感染予防効果を得るためには，多くの場合免疫記憶が確立した後の2回目の接種が最低限必要です．この2回目接種で確かな効果を得るためには，1回目接種との間隔が最低でも3〜4週間必要です．3週未満の間隔での2回目接種は不十分な免疫刺激となります．さらに，ワクチンによっては2回目の接種だけでは免疫効果が不十分なものもあり，そのようなワクチンでは初回3回目の接種が行われます．このようなわけで不活化ワクチンの接種後に感染予防効果が得られるのは1回目接種後ではなく，少なくとも2回目接種以後ということになります．

　不活化ワクチンの1期初回の接種間隔は通常4週以上（DPT-IPVの場合は3週以上）を指定されるのが普通です（**表10**）．またDPT-IPVでは「標準的には3

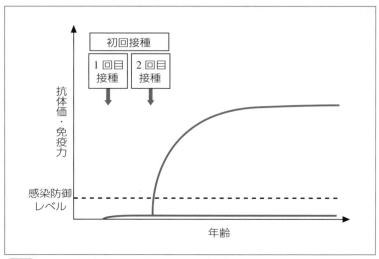

図5　予防接種の初回1回目と2回目の効果

表10　不活化ワクチン1期初回の接種間隔

一般の不活化ワクチン	
ワクチン	接種間隔
B型肝炎	4週以上
Hib	4週以上
小児用肺炎球菌	4週以上
DPT-IPV	3週以上(標準的には3〜8週)
ヒトパピローマウイルス	1か月以上(サーバリックス®：標準的には1か月) 1か月以上(ガーダシル®，シルガード®9：標準的には2か月)
短期の接種完了が必要となる不活化ワクチン	
ワクチン	接種間隔
日本脳炎	1週以上(標準的には1〜4週)
インフルエンザ	2〜4週
A型肝炎	2〜4週

〜8週以上」とも指定されています．しかし，例えば「4週以上」，あるいは「標準的には4〜8週以上」と指定された場合，4週にするか8週にするか迷うこともあると思います．

　もし4週の間隔を選ぶと8週の間隔で接種するより4週分，2回目の接種を

早く完了できますので，それだけ早く2回目接種完了の免疫効果が得られます．例えばワクチン接種のスタートが遅くなった場合はワクチンによる予防効果を早く獲得することが望ましいので，短めの接種間隔，例えば8週よりは4週を選ぶとよいでしょう．ただしDPT-IPVの3週は最低限の間隔です．3週間隔でDPTワクチンの接種を勧める国もほとんど見当たりませんので，接種完了を急ぐ場合もできる限り4週以上の間隔を選ぶのがよいでしょう．

　一方，不活化ワクチンの1期初回の接種間隔は長めに設定できれば（例えば4週よりは6週ないし8週）免疫効果が高くなり，より長期の免疫効果の持続が期待されます．ワクチン接種が早めにスタートできてワクチン接種の効果達成をそれほど急ぐことがなければ，できるだけ長めの接種間隔（例えば6週，8週）を選ぶのがよいと思います．

　乳児期に開始する不活化ワクチンの場合，初回接種で完成した免疫は当初の感染予防効果は十分ですが，追加接種なしではあまり長続きできません（B型肝炎ワクチンだけは例外です）．ワクチンにもよるでしょうが，初回完了だけでは2～3年経つと効果は弱くなると思ったほうがよいでしょう．これを長持ちさせるように変えるのが追加接種（ブースター接種）です．この接種で感染予防効果を最低5～10年（またはそれ以上）に延ばすことができます．この効果を得るためには，初回からの間隔をしっかり，およそ1年（最低でも4か月）あけることが重要です．

Ⓐ B型肝炎ワクチン

　合計3回の接種を行いますが，定期接種の場合と，母子感染予防のための接種の場合とで接種法が多少異なります（図6）．

　定期接種の場合は，1回目と2回目の接種間隔を4週以上とし，1回目と3回目の接種間隔は20週以上とします．接種の開始は生後2か月以降です．通常の定期接種の場合はHB免疫グロブリン（HBIG）を併用することはありません．

　母子感染予防の場合は，現在標準的な国際方式の接種法では，生後12時間以内にB型肝炎ワクチン1回目をHBIGとともに接種します．次に生後1か月時にB型肝炎ワクチン2回目の接種を行い，生後6か月時にB型肝炎ワクチン3回目の接種を行い，一連の接種を完了します．最終的にはワクチン接種が計3回，HBIGの投与が計1回になります．

　母子感染予防の場合，以前の方法では生直後はHBIGだけを投与し，ワクチ

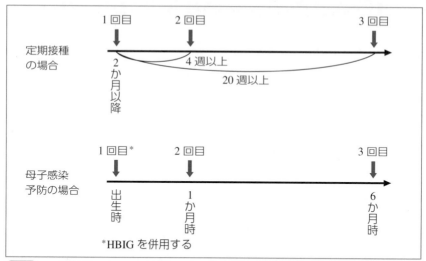

図6 B型肝炎ワクチンの接種間隔

ン接種は生後2か月から2回目のHBIG投与とともに開始するというスケジュールで実施されていました．しかしこの方法では里帰り分娩の場合，出生した医療機関とワクチン接種を開始する医療機関が変わることが多く，医療機関同士の伝達のエラーからワクチン接種が開始されなくなることが時々みられるようになりました．このようなエラー防止の意味も含めて2013（平成25）年10月よりWHOが推奨する国際方式のB型肝炎ワクチン接種法が母子感染予防目的の接種法として健康保険の適用を受けることが決まり，2014（平成26）年4月より実施されました．

　B型肝炎ワクチンの定期接種の場合は1回目と2回目の接種間隔は4週，母子感染予防目的の接種の場合は1か月の間隔となりますが，いずれにせよこれより短い間隔の接種は避けるべきです．免疫効果が弱くなる危険があります．逆に4週，あるいは1か月より長い間隔となることは，ワクチンの免疫効果に関しては何の問題もありません．ただし母子感染予防の場合はその目的から考えて免疫の確立が遅れることは不利になるので，1か月より長くあきすぎることは避けるべきでしょう．

Ⓑ Hib（インフルエンザ菌b型）ワクチン

　接種は2か月以降で開始が可能です．標準的な接種法としては，2か月以降

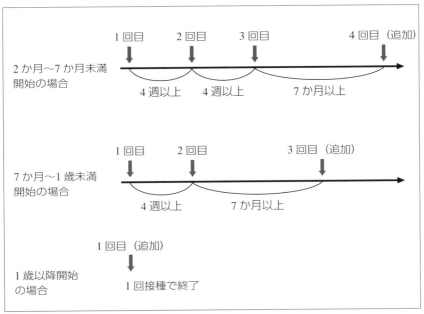

2か月〜7か月未満開始の場合
1回目　2回目　3回目　4回目（追加）
4週以上　4週以上　7か月以上

7か月〜1歳未満開始の場合
1回目　2回目　3回目（追加）
4週以上　7か月以上

1歳以降開始の場合
1回目（追加）
1回接種で終了

図7　**Hib ワクチンの接種間隔**

7か月未満で接種を開始し，4週以上の間隔で合計3回接種します（初回接種）．さらに3回目の接種から7か月〜1年後に4回目の接種を追加し（追加接種），これで接種を完了します（図7）．

　乳児は生後しばらくの間，インフルエンザ菌 b 型や肺炎球菌による髄膜炎から経胎盤免疫で守られています．しかし，インフルエンザ菌 b 型や肺炎球菌に対する経胎盤免疫は IgG2 が関与し，これは通常の経胎盤免疫（IgG1）より母体からの移行量が少なくなっています．そのため通常の経胎盤免疫よりやや早く生後3〜4か月頃には効力が低下し，4か月頃には Hib 髄膜炎，肺炎球菌性髄膜炎の罹患率が増えてきます．乳児を髄膜炎から防ぐためには遅くとも4か月になるまでに2回の Hib ワクチン接種を完了しておくことが理想的です．そのためには，まず生後2か月に達したらできるだけ早期に接種を開始することが重要です．1回目から2回目の接種までの間隔は4週以上です．なるべく早く2回の接種を完了するためには4週の間隔がよいでしょう．しかしより長期の免疫持続効果もねらいながら4か月までに2回目までの接種を完了するためには6〜8週前後の間隔で接種するのがよいと思います．

インフルエンザ菌 b 型は環境中に普通に存在する菌です．生後の生活日数が進んでくると，多少の基礎的な免疫記憶ができてきます．このため 7 か月以降でワクチン接種を開始する場合には接種回数を減らすことが可能となります．

7 か月以降，1 歳未満で Hib ワクチン接種を開始する場合には，合計の接種回数を 4 回から 3 回に減らすことが可能です．具体的には最初に 4 週以上の間隔で 2 回接種し，2 回目から 7 か月〜1 年後に 3 回目を追加し接種を完了します（図 7）．1 歳以降に接種を開始する場合には合計 1 回のみで接種を完了できるようになります．

5 歳以降になると，多くの場合はワクチン接種なしでも感染予防に十分な免疫が確立できていますので，Hib ワクチン接種の必要性はなくなると考えられます．

Ⓒ 小児用肺炎球菌ワクチン

接種は 2 か月以降で開始が可能です．標準的な方法としては，2 か月以降 7 か月未満で接種を開始し，4 週以上の間隔で合計 3 回接種します（初回接種）．さらに 4 回目の接種を 1 歳〜1 歳 3 か月時に，3 回目より 60 日以上あけて追加し（追加接種）接種を完了します（図 8）．

インフルエンザ菌 b 型の場合と同様，乳児は肺炎球菌による髄膜炎からも経胎盤免疫で守られています．この免疫は前項でも述べた理由から 4 か月頃までに効果が弱まります．4 か月までに少なくとも 2 回のワクチン接種を完了するため，生後 2 か月に達したらできるだけ早期に接種を開始することがまず重要です．1 回目と 2 回目の接種間隔は 4 週以上です．なるべく早く 2 回完了するためには 4 週の間隔がよいのですが，より長期の持続効果もねらいながら 4 か月までには 2 回目までの接種を完了するという意味では 6 〜 8 週前後の間隔で接種するのがよいでしょう．

肺炎球菌もインフルエンザ菌 b 型と同様，環境中に普通に存在する菌なので，生後の生活日数が進んでくると多少の基礎的な免疫記憶ができてきます．このため 7 か月以降でワクチン接種を開始する場合には Hib ワクチンと同様に接種回数を減らすことが可能となります．

7 か月以降，1 歳未満でワクチン接種を開始する場合には，合計の接種回数を 4 回から 3 回に減らすことが可能です．具体的には最初に 4 週以上の間隔で 2 回接種し，さらに 3 回目を 1 歳以降に，2 回目より 60 日以上あけたところで

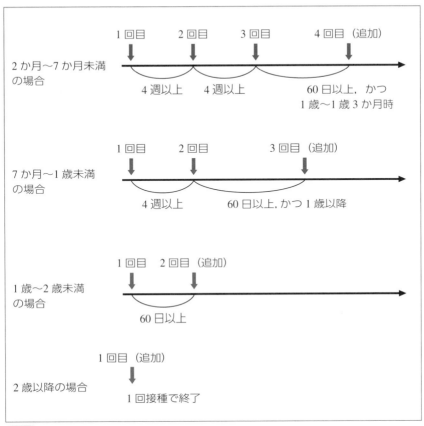

図8 小児用肺炎球菌ワクチンの接種間隔

追加し接種を完了します(図8). 1歳以降2歳未満で接種する場合には合計2回で完了となります. 2回の接種間隔は60日以上あけます. 2歳以降に接種を開始する場合には合計1回で接種を完了できるようになります.

　添付文書上のワクチンの対象年齢は6歳未満とされていますが, 定期接種の対象となるのは5歳未満です. 特別な基礎疾患のない小児の場合にはHibワクチンと同様, 5歳以降は接種の必要性はないと考えてよいでしょう.

Ⓓ DPT-IPV

　DPT-IPV1期初回の場合は1回目と2回目, 2回目と3回目の間隔をそれぞれ3(できれば4)週以上あけます(図9). また3回目と追加の間は6か月(でき

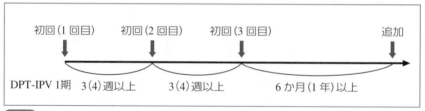

初回（1 回目）　　初回（2 回目）　　初回（3 回目）　　　　　　追加

DPT-IPV 1期　3（4）週以上　　3（4）週以上　　6 か月（1 年）以上

図9 **DPT-IPV1 期の接種間隔**

れば 1 年）以上の間隔で接種します．さらに標準的な接種間隔として 1 回目と 2 回目，2 回目と 3 回目の間隔は 3 〜 8 週，3 回目と追加の間は 12 〜 18 か月の間隔と示されています．

3 〜 8 週というとき，3 週の近くと 8 週の近くとどちらがよいのかと質問を受けることがあります．なるべく早期に感染予防効果を獲得するためには，早めに 2 回目の接種を完了したほうが有利です．しかし 3 週間隔の接種は国際的にほとんど類例がありませんので，早めといっても 4 週あたりで接種しておくのが無難でしょう．ただし，1 期の接種間隔は 4 週より 6 週，8 週と長めの間隔で接種しておいたほうが免疫効果はより高くなる傾向があり，将来にわたり長期の効果持続が期待できると考えられます．2 〜 3 週の差で大きな影響はないという状況であれば，6 週または 8 週といった長めの接種間隔をとることが勧められます．

3 回目と追加の間隔は 6 か月以上，標準的には約 1 年あけます．ところが DPT-IPV の接種開始が遅れると手元に 1 期初回の 3 回目分と追加の分の合わせて 4 枚の接種票がたまっていることがあり，3 回まで終わったあと，勢いですぐに追加接種にきてしまう人が時にみられます．1 年間隔のものを 3 週間くらいの間隔で接種するのはさすがに早すぎます．最低でも 6 か月以上の間隔が必要ですので，少なくともそのくらいは待ってから接種するよう指導してください．もし誤って 3 週程度の間隔で追加接種（4 回目の接種）をしてしまった場合はブースター効果が期待できませんので，そこから改めて 6 か月以上の間隔をあけて追加接種をするのがよいと思います．1 期追加接種は間隔があくためについ忘れられがちで，気がついたときは 2，3 年間隔があいていたということもよくあります．間隔が予定より長くなっても追加接種後のブースター効果には何の影響もありません．いくら遅くなっても気がついた時点で追加接種を行って 1 期を完了してください．

　DPT-IPV の接種を開始する以前に百日咳に罹患することがあります．以前は百日咳罹患者に百日咳ワクチン接種をするのを避けるために DPT ワクチンの代わりに DT ワクチンの接種が勧められたこともありました．また DPT ワクチンの代わりに DT ワクチンを使用すると定期接種として認めないといわれて混乱したこともありました．しかし現在は百日咳の既往者に対して DPT-IPV を接種しても問題は生じないことが確認されています．ワクチン接種開始前に百日咳に罹患した乳幼児に対しても DPT-IPV を使って通常通りに接種してください．

(E) インフルエンザワクチン

　インフルエンザワクチンは経鼻接種の生ワクチンを除けば不活化ワクチンで，接種回数は現在，6 か月〜 13 歳未満は 2 回，13 歳以上は 1（または 2）回が推奨されています．現在の日本の不活化インフルエンザワクチンは，スプリットワクチンといって不活化されたインフルエンザウイルスにさらに精製を加えた抗原を使用しています．何度もインフルエンザに自然感染してある程度の免疫記憶をすでに獲得している人の場合は，1 回のワクチン接種でも免疫を呼び起こす力は持っています．しかし自然感染の経験がほとんどない乳幼児では 1 回のワクチン接種だけでは十分な予防効果が得られません．これを補うためには 2 回の接種が必要です．1 回目の接種でまず免疫記憶を誘導し，2 回目の接種で感染防御のための抗体上昇を狙います．小児の場合，2 回接種でも完璧な予防効果まではいきませんが，1 回接種よりはずっと効果が上がります．小児にも効果の高いインフルエンザワクチンを得るためには，現在のインフルエンザワクチンの製法を抜本的に再検討する必要があると思います．

　2 回接種の場合，2 〜 4 週の間隔で接種を行います（図 10）．インフルエンザワクチンは不活化ワクチンですので，2 週よりは 4 週の間隔で接種したほうが高い免疫効果が期待できます．スケジュール上問題なければ通常は 4 週の間隔で接種するのがよいと思います．2 週という間隔は，例えばインフルエンザ流行シーズン間近でワクチン接種を急いで開始するときなどにやむを得ず選ぶ間隔です．なお接種間隔が 4 週を超えた場合はまったく問題はありません．5 週でも 6 週でも 2 回の接種が終わっていれば 4 週間隔の接種と同等かそれ以上の効果が得られます．

　13 歳以上の場合，接種回数は 1 〜 2 回と推奨されています．毎年インフル

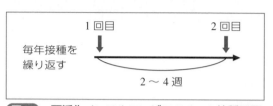

図10　不活化インフルエンザワクチンの接種間隔

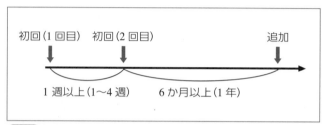

図11　日本脳炎ワクチン 1 期の接種間隔

エンザワクチンの接種を受けている人は 1 回の接種でよいでしょう．何年か間隔があいている場合は 2 回接種したほうが効果は確実だと思います．

　インフルエンザワクチンが他のワクチンと大きく違うのは，毎年接種を繰り返す必要があるということです．インフルエンザウイルスの性質上，毎年流行株を予測したうえでその年の流行に合ったワクチンが新たに製造されています．ワクチンの有効期間は原則として 1 年間しかないことを説明しておくのがよいでしょう．

Ⓕ 日本脳炎ワクチン

　日本脳炎ワクチン 1 期は初回に 2 回の接種を 1 週以上（標準的には 1 ～ 4 週）の間隔で行い，終了後 6 か月以上（標準的には 1 年）の間隔で追加接種を行います（図 11）．1 ～ 4 週の間隔のなかで，1 週は 4 週に比べ免疫の効果は劣る可能性が考えられます．どのくらいの間隔が理想的か質問された場合は長めの 4 週後の接種を勧めるとよいでしょう．もちろん旅行などの都合によって接種後 4 週頃に受けられない場合は，1 ～ 2 週後に接種してもそれなりの効果は得られます．

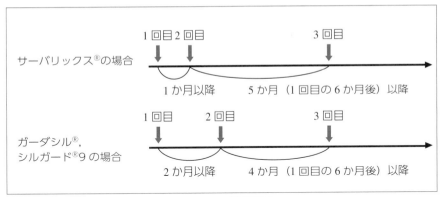

図12　ヒトパピローマウイルスワクチンの接種間隔

Ⓖ ヒトパピローマウイルスワクチン

　ヒトパピローマウイルスワクチンは現在3種類が販売されていて、このうち定期接種に使えるのは当初2価ワクチンと4価ワクチンの2種類でしたが、2023(令和5)年4月より3種類全てが定期接種できるようになりました。推奨される接種間隔は微妙に異なります。サーバリックス®の場合は、1回目接種の1か月後以降に2回目を接種し、1回目接種の6か月後(2回目接種の5か月後)以降に3回目を接種して完了します(図12)。ガーダシル®およびシルガード®9の場合は、1回目接種の2か月後以降に2回目を接種し、1回目接種の6か月後(2回目接種の4か月後)以降に3回目を接種して完了します(図12)。基本的にはそれぞれ指定された接種法で接種する必要があります。

　ところで不活化ワクチンの接種法の原則からみてみると、このサーバリックス®とガーダシル®、シルガード®9の3つのワクチンは基本的には同じルールで接種されていることがわかります。すなわち、どちらのワクチンも1回目と2回目の接種が初回接種の1回目、2回目に相当し、接種間隔は1〜2か月の範囲に入っています。3回目の接種は追加接種(ブースター接種)で、1回目から6か月以上の間隔が確保されていることがわかります。

　サーバリックス®もガーダシル®、シルガード®9も不活化ワクチンで、期待される効果を得るためには決められた最低限の接種間隔を守ることが重要で、間隔を短くすることは許されません。逆に間隔が延びることは通常、問題ありません。1回目と2回目の間隔は、サーバリックス®の場合は少なくとも1か月、ガーダシル®、シルガード®9の場合は少なくとも2か月あけます。1回目と3

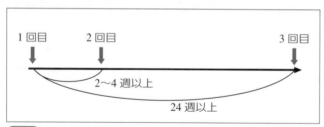

図13　**A 型肝炎ワクチン（成人）の接種間隔**

回目の間隔は少なくとも 6 か月あけます．1 回目と 2 回目，1 回目と 3 回目の接種間隔が 1 年，2 年とあきすぎた場合でも，3 回接種完了後のワクチンの効果に問題は全くありません．ただしどんなに接種の完了を急ぐにしても 2 回目と 3 回目の接種間隔も最低限確保する必要があるので，サーバリックス®の場合は 2 か月半以上，ガーダシル®，シルガード®9 の場合は 3 か月以上間隔をあけるようにします．以上の条件で規定の接種回数を完了すれば期待される効果が得られます．

　サーバリックス®もガーダシル®，シルガード®9 も接種は 3 回で完了します（シルガード®9 は年齢によっては 2 回の接種で完了します）．どのワクチンも 20 年，30 年先までの効果持続が望まれるワクチンでそのように期待もされていますが，実際に効果がそこまで持続するかどうかは今後 10 ～ 20 年の使用後の調査結果を待つ必要があります．将来出てくる結果によっては 4 回目接種の必要性が明らかとなる可能性も現時点では否定はできません．

　サーバリックス®もガーダシル®もシルガード®9 も基本的には同じ目的のワクチンですが，組成が異なりますので，接種途中での種類変更は原則的には認められていません．3 回の接種はできるだけ同じ種類のワクチンで完了してください．

Ⓗ A 型肝炎ワクチン

　2 回の接種を 2 ～ 4 週の間隔で行い，1 回目接種の 24 週後に 3 回目の接種を行います（**図 13**）．3 回目の接種は抗体を長期に維持するために必要と考えられます．

　1 回目と 2 回目の接種間隔は 2 ～ 4 週とされていますが，不活化ワクチンの原則通り，時間的に余裕があれば 4 週以上の間隔で接種するのがよいでしょう．

また1回目と3回目の接種間隔も24週かそれ以上とするのがよいでしょう．1回目と2回目の間隔，および1回目と3回目の間隔がこれより延びるのは効果面では全く問題ありません．

2）同じ種類のワクチン同士の接種間隔（生ワクチン）

Ⓐ ロタウイルスワクチン

　ロタウイルスワクチンは現在，ロタリックス®とロタテック®の2種類のワクチンが販売されています．接種間隔はどちらも4週間以上で同じですが，接種回数が異なりロタリックス®が2回接種，ロタテック®が3回接種です．
　また，どちらのワクチンも腸重積の副反応の出現率を極力押さえるために接種年齢の制限があります．どちらも生後14週6日までに1回目の接種を終えることが強く推奨されています．また，ロタリックス®は生後24週までに2回目の接種を，ロタテック®は生後32週までに3回目の接種を終える必要があります．副反応としての腸重積の頻度を増やさないための制約ですので，極力守るようにしてください．

Ⓑ 麻疹風疹混合ワクチン

　2006（平成18）年4月から麻疹風疹混合ワクチンが定期接種に導入されたのと同時に，麻疹風疹混合ワクチンが定期接種として2回接種されることになりました．これは1回接種だけでは100人中1～2人の割合で予防に十分な免疫ができない者が出てきたり（一次ワクチン不全），一度できた免疫が年齢とともに弱まって最終的に免疫が消える者が出てきたり（二次ワクチン不全）するためです．こういった人たちの免疫を高めるために2回目の接種が導入されました．麻疹ワクチンの2回接種は麻疹排除のために重要で，WHOは以前から各国に麻疹ワクチンの2回接種化を要請していました．日本の2回接種化はかなり遅いほうでした．麻疹風疹混合ワクチンの1回目は1歳以降早期の接種が推奨されています．また2回目は小学校就学前の1年間で，こちらもできるだけ早期の接種が推奨されています．
　麻疹風疹混合（MR）ワクチンの1期と2期の2回の接種間隔は，定期接種の推奨に沿って接種すると，およそ5年の間隔になります．定期接種の機会を逃して自費接種で2回接種する場合は接種間隔はほぼ任意になります．麻疹風疹混合ワクチンのような生ワクチンの2回接種の場合，2回目の接種の目的はブ

ースター接種ではなくおもに 1 次ワクチン不全の救済ですので最短でも 1 か月以上あけていただければ十分です．特にワクチンが対象とする感染症が周囲で流行している時は，早期に 2 回接種を完了することが重要なので，1 ～ 3 か月程度の間隔で接種するのがよいでしょう．

Ⓒ 水痘ワクチン

　水痘生ワクチンは日本で開発されたワクチンで，1987（昭和 62）年に国内の販売が開始されました．アメリカでは 1995（平成 7）年より小児対象に定期接種化され，2006（平成 8）年には 2 回接種も定期接種として行われるようになりましたが，日本ではこの間ずっと 1 回接種で任意接種の扱いのままでした．水痘ワクチンの定期接種化は日本の小児科医の悲願でしたが，やっと 2014（平成 16）年 10 月から 2 回接種で定期接種化されました．

　水痘ワクチンの 1 回目の接種は麻疹風疹混合ワクチンの 1 期と同様，1 歳以降の早期が勧められます．1 歳未満で接種した場合には，乳児期の免疫反応の特殊性から強固な免疫応答が得られない可能性があるからです．2 回目の接種は，1 回目の 6 か月後～ 2 歳の時期が推奨されます．

　水痘ワクチンなどの生ワクチンの 2 回目の接種には，①一次ワクチン不全の救済，②二次ワクチン不全の救済，の 2 つの意味があります．①を重視すれば 2 回目の接種は早いほうがよく，②を重視すれば 2 回目の接種は 1 回目から数年以上あけたほうがより長期の効果持続が期待できます．海外ですでに 2 回接種を実施している国の接種法をみてみると，スイスやドイツのように 1 回目接種の 1 ～ 3 か月後から 2 回目の接種を開始している国もあれば，アメリカなどのように 1 回目接種の 3 ～ 5 年後に 2 回目を接種している国もあります．一次ワクチン不全対策重視と二次ワクチン不全対策重視の 2 つの考え方が併存しています．

　日本の水痘流行の状況は 2014（平成 16）年 10 月からのワクチン定期接種化以前は小規模の季節性の流行を繰り返していましたが，定期接種化以降はこの流行の波がほぼ消失しました〔水痘の過去 10 年間との比較グラフ（国立感染症研究所　週報：更新日 2023 年 8 月 25 日）　https://www.niid.go.jp/niid/ja/10/2096-weeklygraph/1648-05varicella.html〕．ワクチン定期接種化以前は水痘流行がまだ繰り返されていたので，水痘ワクチンの定期接種の 1 回目と 2 回目の標準的な接種間隔は 6 か月～ 12 か月と短めの接種間隔が選定されましたが，その後の

流行状況をみると流行の波はほぼ消失し，2023 年時点では二次ワクチン不全対策重視の長めの接種間隔（年長児対象の 2 期接種）を適用するのに十分な状況に至っています．

Ⓓ おたふくかぜワクチン

　おたふくかぜ生ワクチンは日本では現在，定期外（任意）接種として個人負担で接種されています．接種回数は以前は 1 回が勧められていましたが，日本小児科学会がその後 2 回接種の推奨を始めた影響からか，2012 年頃から 2 回接種が徐々に広がってきています．

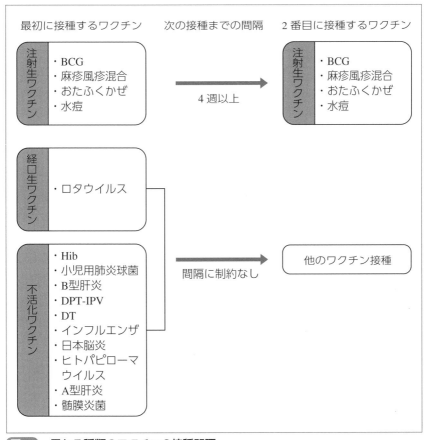

図14　**異なる種類のワクチンの接種間隔**

　1 回目の接種は麻疹風疹混合ワクチンなどの生ワクチンと同様，1 歳以降の早期が推奨されます．2 回目の接種時期は日本小児科学会では 5 〜 7 歳頃（麻疹風疹混合ワクチン 2 期と同時期）を推奨しています．これも 1 つの考え方だと思います．特にもし今後，日本でも MMR（麻疹・おたふくかぜ・風疹）3 種混合ワクチンが定期接種で使われるようになれば，接種時期は今の麻疹風疹混合ワクチン 2 期と同じになることが予想されます．

　ただし，日本ではおたふくかぜワクチンは接種率がまだ低く流行が日常的にみられる状態です．2 回目接種を 5 歳頃まで待っている間に罹患してしまう可能性が残ります．当面の間は流行を極力おさえるため一次ワクチン不全対策を重視して，水痘ワクチンと同様 1 回目接種の完了後 6 か月以降 2 歳までに 2 回目の接種を行うのもよいと思います．

3）異なる種類のワクチンの接種間隔

　例えば BCG ワクチン接種を受けた後，どのくらい間隔をあけたら DPT-IPV 接種を受けられるか，といった問題です．0 〜 1 歳頃の予防接種スケジュールが立て込んでいるとき，または予防接種を先延ばしにしていたところに，急に海外への引っ越しが決まり，渡航直前になるべく多く終わらせておきたいと頼まれたときなどに考慮する必要が出てきます．

　図 14 をご覧ください．日を変えて続けて 2 種類のワクチンを接種する場合，最初に接種するワクチンが注射接種の生ワクチンであるかそれ以外のワクチンであるかで接種間隔の取り方が決まります．すなわち続けて接種する 2 種類のワクチンのうち，最初に接種するワクチンが注射で接種する生ワクチンでありかつ 2 番目に接種するワクチンも注射生ワクチンである場合に限り接種間隔を 4 週間以上あける必要があります（BCG ワクチンは注射生ワクチンに含めます）．最初に接種するワクチンが経口生ワクチンであるかまたは不活化ワクチンであれば次に接種するワクチンはすべて制約なくどのような間隔でも接種が可能です．

5　ワクチンの標準的な接種年齢

1）定期接種の場合

　"接種が定められている年齢"とは，定期の予防接種として費用のほぼ全額が公費負担で接種を受けられる期間を指定するものです．この期間より早くても遅くても接種は定期扱いにならず，全額個人負担になります．"標準的な接種年齢"は"接種が定められている年齢"のなかの一部の期間で，接種を受けるときのお勧めの接種時期を示しています．基本的には"標準的な接種年齢"に達したらなるべく早期に接種を開始するのがお勧めということになります．

　現在は定期接種だけでも乳児期早期に接種が必要なワクチンがたくさんあります．1歳未満で接種が望まれるワクチンの推奨スケジュールを図15に示します（6週間隔の接種例）．矢印が縦に重なる所は同時接種が勧められます．同時に行う分，生後早期から免疫が獲得できるからです．予防接種をどのように受けていったらよいかを保護者から質問された場合は，この図15を参考にして説明するとよいでしょう．

ロタウイルスワクチン

　ロタウイルスワクチンは生後6週から接種可能になります．しかし他に4つの生後2か月開始の定期接種ワクチンが存在することを考慮するとロタウイルスワクチンの接種開始は生後2か月まで待って，B型肝炎ワクチン，Hibワクチン，小児用肺炎球菌ワクチン，DPT-IPVと同時に接種開始するよう計画するのが最も合理的と考えます．

　なお，このワクチンは1回目接種の開始月齢が遅くなるほど接種後の副反応として腸重積発症リスクが増加することが知られていて[15]，生後14週6日以内に1回目接種を完了するよう指導されています．2か月時のB型肝炎ワクチン，Hibワクチン，小児用肺炎球菌ワクチン，DPT-IPV各1回目接種と同時にロタウイルスワクチン接種も開始するように計画すれば，14週6日以内の1回目接種開始の制約も遵守できます．

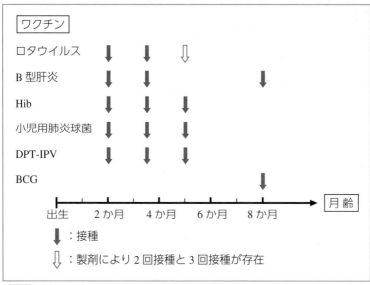

ワクチン

ロタウイルス　　　⬇　　⬇　　⇩

B 型肝炎　　　　⬇　　⬇　　　　　⬇

Hib　　　　　　⬇　　⬇　　⬇

小児用肺炎球菌　⬇　　⬇　　⬇

DPT-IPV　　　　⬇　　⬇　　⬇

BCG　　　　　　　　　　　　　　⬇

出生　　2 か月　　4 か月　　6 か月　　8 か月　　月　齢

⬇：接種

⇩：製剤により 2 回接種と 3 回接種が存在

図 15　**0 〜 1 歳未満のワクチン接種スケジュール**

Ⓑ B 型肝炎ワクチン

　B 型肝炎ワクチンは 2016（平成 28）年 10 月に，同年 4 月以降に出生した児を対象に定期接種化されました．"接種が定められている年齢"は 1 歳未満で，"標準的な接種年齢"は生後 2 か月以降 9 か月未満です．定期接種化にあたり，従来行われてきていた母子垂直感染予防目的の B 型肝炎ワクチン接種は定期接種には含められず，別枠扱い（従来通りの健康保険適用）となりました．B 型肝炎ワクチンはワクチンのなかでは珍しく生直後から接種開始が可能なワクチンですが，母子垂直感染予防目的の接種を除けば，生後 2 か月からの接種開始でまったく問題ないと思います．

　定期接種の場合は，生後 2 か月以降開始される Hib ワクチン，小児用肺炎球菌ワクチン，ロタウイルスワクチン，DPT-IPV の各 1 回目接種と同時に 1 回目接種を開始するのがよいでしょう．生後 2 か月から B 型肝炎ワクチン接種を開始することの最大の利点は，父親が B 型肝炎ウイルスキャリアの場合の父子水平感染予防に役立つことがあげられます．父親が B 型肝炎ウイルスキャリアの場合，10 例に 1 例くらいの割合で父子感染を発症することが知られています．これまで B 型肝炎ウイルスの父子水平感染予防に関しては何の対策

も立てられてきませんでした．母親は妊婦健診のなかで B 型肝炎の検査を必ず受けますが，父親の場合は一度も検査を受けたことのない人がおそらくたくさんいると思われます．

　母子垂直感染予防の場合は 2014（平成 26）年 4 月より，標準的な接種法として WHO 推奨のいわゆる国際方式が採られ，生直後（12 時間以内）に B 型肝炎ワクチン接種を HBIG 投与とともに開始するようになりました（それ以前の母子感染予防の B 型肝炎ワクチン接種は生後 2 か月から開始されていました）．ワクチンの効果としては従来の方法も国際方式もほぼ同等です．違うのはワクチン接種開始のタイミングです．現在の日本ではいわゆる里帰り分娩が広く行われています．里帰り分娩の場合，従来の方法では出産と 1 か月健診までは母親の実家近くの医療機関で行われ，2 か月以降の B 型肝炎ワクチン接種は母親の居住地の医療機関で開始されることが多くなります．実家と居住地が遠く離れていることも普通で，2 つの地域の医療機関同士で情報の共有がうまくいかず，結果的にワクチン接種が未完了のまま放置されるケースが少なからず存在することがわかりました[22]．国際方式でワクチン接種を実施していけば，出産したのと同じ医療機関で 1 回目と 2 回目までのワクチン接種を完了できる可能性が高く，母子感染予防失敗例を減少させられることが期待できます．

Ⓒ Hib ワクチン，小児用肺炎球菌ワクチン

　Hib ワクチンと小児用肺炎球菌ワクチンは，"標準的な接種年齢"が始まる 2 か月になったらなるべく早期に接種開始するのがよいでしょう．髄膜炎罹患の危険が増えてくる 4 か月までにどちらも 2 回の接種を完了するのが理想的です．小児用肺炎球菌ワクチンは，接種時にワクチンと同じ型の肺炎球菌を鼻咽腔に保菌しているとその型の免疫ができにくくなるので[8]，これを避けるためにも接種は 2 か月以降早期が望ましいと思います．ただし，2 か月より早期の接種開始はワクチンの効果が確認されていませんので行ってはいけません．乳児期の免疫系の働きは特殊で，月齢毎に変化していると考えておく必要があります．すべてのワクチンは，臨床試験で有効性を確認することなしに所定の接種開始月齢を早めてはいけません．

Ⓓ DPT-IPV

　DPT-IPV の接種開始月齢は 2023（令和 5）年 4 月 1 日より生後 2 か月よりに引

き上げられました．"標準的な接種年齢"が始まる 2 か月になったらなるべく早期に接種開始するのがよいでしょう．実際問題としては Hib ワクチン，小児用肺炎球菌ワクチン，B 型肝炎ワクチン，ロタウイルスワクチンの各 1 回目接種と同時に接種開始できれば最も無理がないと思います．

Ⓔ BCG ワクチン

BCG ワクチンの"標準的な接種年齢"は 5 か月以降 8 か月未満です．BCG ワクチンの接種時期を考える際に注意すべきことが 3 つあります．①BCG ワクチンは生ワクチンであること，②BCG ワクチンは集団接種が実施されている地域と個別接種で行われている地域と両方あること，③多くの場合，現在の日本の環境では乳児期の結核罹患の危険性はそれほど高くないこと，の 3 つです．図 15 は BCG ワクチン接種が個別で行われている地域を想定した接種スケジュールです．同時接種を考えると，B 型肝炎ワクチン 3 回目接種時となる生後 8 か月前後での同時接種が計画しやすいと思います．

BCG ワクチンは珍しく生直後から接種可能なワクチンです．希望すれば生後早期の接種も可能となりますが，日本の小児の結核の現状を考えると"標準的な接種年齢"の範囲内の接種で全く問題ないと思います．

Ⓕ 麻疹風疹混合ワクチン

麻疹風疹混合ワクチン 1 期の"接種が定められている年齢"は 1 歳以降 2 歳未満ですが，勧められるのは 1 歳過ぎのできるだけ早期の接種です．麻疹の発症は減ってきましたが輸入例を中心にまだみられますし，きわめて感染しやすく，罹患すると重い病気です．風疹の流行はまだ油断できませんので，これも早期の接種が勧められます．ただし 1 歳未満での接種は 1 歳以降と比べ免疫効果が劣ることが判明していますので，1 歳未満での接種は通常は勧められません．

Ⓖ 水痘ワクチン

水痘ワクチンは 2014（平成 26）年 10 月以降に定期接種化されました．1 回目の接種は麻疹風疹混合ワクチン 1 期と同様の 1 歳以降です．水痘は感染力の高い疾患ですので，1 歳に達したらできるだけ早期の接種を勧めるのがよいと思います．注射生ワクチンは接種後，次の他の注射生ワクチン接種まで 4 週以上の間隔を必要とすることも考えると，麻疹風疹混合ワクチン等との同時接種が

最も合理的な選択と思います.

Ⓗ 日本脳炎ワクチン

日本脳炎ワクチンは"接種が定められている年齢"が6か月以降7歳6か月未満であるのに対し,"標準的な接種年齢"は3歳以降5歳未満と珍しく遅めの設定になっています. 各自治体でも3歳を目標に接種の呼びかけを行う所が多く,結果的に3歳時の接種が定着しています. 国内の小児日本脳炎患者数はほぼ0の状態が以前は続いていて, これまでワクチン接種開始年齢が問題にされることもありませんでした. しかし2005(平成17)年以降約5年間の勧奨中止を機に日本脳炎小児患者数が増加し, そのなかで1歳児の罹患も2例報告されましたので, 接種年齢の前倒しの希望が今後保護者や医療者から出てくる可能性もあると思います. 制度上は6か月から日本脳炎ワクチンの定期接種は可能です. しかし広い地域で接種年齢を突然早めるとワクチンストックの余剰はそんなに大きくないので, 一時的なワクチン供給量のアンバランスから混乱を生じる可能性があります. ワクチン不足問題が発生しないよう, あらかじめ需給関係の調整を図る必要があるでしょう.

Ⓘ ヒトパピローマウイルスワクチン

ヒトパピローマウイルスワクチンの"接種が定められている年齢"は小学校6年生から高校1年生までの5年間です. "標準的な接種年齢"は中学校1年生の1年間が指定されていますが, これは「なるべく早めに接種を受けましょう」程度に受けとめておけばよいと思います. 小学校6年生で接種を避けたほうがよい理由は存在しません. 定期接種が可能な年齢に達したらできるだけ早期に接種を開始するよう勧めるのがよいと思います.

筆者は以前, 韓国の子どもの母子健康手帳をみせてもらったときに, すべての予防接種の予定を何月何日というところまで指定して書いてあるのを見て驚いたことがあります. しかし一般のお父さん・お母さんにとってはこのくらい細かくしてあげたほうが親切なのかもしれないと思いました. そのときは予防接種外来の予定がない日であるにもかかわらず, 記入してある日付通りにやってくれと頼まれ閉口しましたが….

2) 定期外接種の場合

Ⓐ インフルエンザワクチン

　インフルエンザワクチンは，1994（平成 6）年の予防接種法改正で学童に対する定期接種が廃止され，小児は定期外接種となりました．接種を受ける人が一時期激減しましたが，その後自費で接種を受ける人が増加しました．2001（平成 13）年の予防接種法改正では B 類（当時の二類）勧奨接種に指定され，65 歳以上の者，および 60 歳以上 65 歳未満で，心・腎・呼吸器に機能障害を有する者やヒト免疫不全ウイルスによる免疫機能障害を有する者に対する接種が，一部公費負担の定期接種として実施されるようになりました．

　小児に対するインフルエンザワクチンの接種は現在も定期外接種扱いのままです．最近はインフルエンザ脳症がマスコミで大きく取り上げられるようになり，小児に対するワクチン接種の関心も高くなっています．ワクチンでインフルエンザ脳症の罹患予防効果があるかどうかについてはまだデータがないようです．しかし一般に小児に対するインフルエンザワクチン接種は有意義であるとの報告はこのところ多く出されてきています[23, 24]．

　インフルエンザワクチンの接種年齢は 6 か月以上となっています（製造 4 社中 1 社は 1 歳以降，3 社は 6 か月以降）．現在のインフルエンザワクチンはスプリット型とよばれる精製の進んだワクチンで副反応の頻度は少なくなっていますが，インフルエンザの自然罹患の経験が少ない乳幼児に免疫記憶を新たに植えつける効果が足りないワクチンになっています．他のワクチンに比べ予防効果が今一つである感は否めません．しかし，それでも今のインフルエンザワクチンは流行株と予測が近ければ，6 か月以降の乳幼児でもそれなりの確かな予防効果が得られることが報告されています[25]．6 か月以降の乳幼児には接種を勧めてよいでしょう．

　インフルエンザワクチンは毎年，そのシーズンの流行株予測が立てられ，それに基づいたワクチンが製造されます．5 〜 10 年に一度くらいは予測が 2 年続けて同じになることがありますが，ほとんどの場合，予測は年々変化していきます．接種は毎年その年用に製造されたワクチンを接種する必要があります．また小児の場合は過去のインフルエンザ自然感染の既往がほとんどなく免疫記憶の蓄積が乏しいため，1 回の接種では効果が上がりません．日本の場合は 13 歳未満で 2 回の接種が推奨されています．

　インフルエンザワクチンは例年，その年用に製造されたワクチンが10月上旬から下旬にかけて入手可能になります．インフルエンザの流行は多くの年で1月中に始まりますが，なかには12月中に始まる年もあります．ワクチンの効果は流行が始まる頃には発揮されていてほしいので，小児の場合は少なくとも4週間隔で2回の接種を完了するよう考えて，10月末から遅くとも11月末には1回目の接種を完了するようにすると万全でしょう．

Ⓑ おたふくかぜワクチン

　おたふくかぜワクチンは麻疹風疹混合ワクチンや水痘ワクチンなどの生ワクチンと同様，1歳以降が接種対象者として指定されています．日本では2023（令和5）年9月現在，おたふくかぜワクチンは定期接種化されておらず，接種率もまだ高くないため，普通に流行がみられています．ワクチン接種は自己負担にはなりますが，1歳を過ぎたらなるべく早期に受けるのがよいでしょう．麻疹風疹混合ワクチンや水痘ワクチンとの同時接種で最も早期に免疫をつけることができます．

6　スケジュールからはずれたときの接種法

　本項では大まかな接種スケジュールが定められている予防接種で，様々な理由からスケジュール通りに接種が進まなかった場合の対処法について述べます．

1）2回目以降の接種が必要な予防接種の場合

　ほとんどの予防接種は 2 回またはそれ以上の回数の接種を必要とし，接種開始年齢と接種間隔が定められています．指示通りに接種が進めば問題ありませんが，いつも予定通りに行くとは限りません．忙しい育児のなかでつい忘れてしまうこともありますし，長期の入院をしたり手術を受けたりして接種が一時中断してしまうこともあります．このようなことからスケジュール通りに接種が進んでいない子どもに関して，その後の接種をどう進めていったらよいか，相談を受けることがよくあります．

　対応の仕方としては，可能性のうえでは，①接種の遅れには関係なく相談を受けた時点から接種を再開し，決められた通りの回数の接種を進めていく，②遅れた分の接種を 1 回省略して決められた回数より少なく接種する，③最初から接種のやり直しをする（結果的に決められた回数より多く接種する），の 3 通りの方法が考えられます．どのようなやり方で接種を継続するのがベストか迷うことも多いと思います．

　以下に接種が遅れたときの対応法の原則と主なワクチンでの対応法を解説します．

Ⓐ 接種が遅れたときの再開の原則

　接種が遅れて間隔があきすぎた場合の接種の原則は以下の通りです．

　受診した時点で，遅れている残りの接種を再開する．その後も残りの接種回数を通常通りの決められた間隔で接種していく．最初からやり直しをする必要はない．

　これは先にあげた可能性のなかでは①の方法にあたります．この原則はアメリカの予防接種に関する標準的解説書である "*Red Book*" にも記載されています[26]．

　不活化ワクチンは適切な間隔をあけながら何回も重ねて接種していくことで，免疫を効率よく高めて長期間感染予防効果を持続できるようにできます（p.37参照）．免疫の記憶というものは簡単に失われるものではなく，時間が経っても通常は多少とも必ず残っているものと考えて差し支えありません．以前接種したワクチンによる免疫記憶も，次の接種が遅れた場合でも通常残っています．遅れに気づいたときに遅れた分の接種を行えば，その時点で通常の接種と同等の免疫効果が得られます．

　追加の接種が遅れた場合に問題となるのは，本来の接種時期から遅れに気がついて接種を再開したときまでの間で，この間追加接種後に本来期待できるワクチンの効果が得られていない状態が続いているところにあります．これは接種を再開した段階で，期待できるワクチン本来の効果が得られるようになったとみなしてかまいません．

Ⓑ DPT-IPV1期

　DPT-IPVは生後2か月以降早期の接種開始が理想的です．1期は計4回の接種があります．このうち最初の3回（初回）は通常4（最低3）週以上の間隔で行い，最後の1回（追加）は1年（最低6か月）の間隔をあけて接種することになっています[27]（図16）．定期の予防接種のなかでも接種回数が多く，保護者がうっかりしていたりして接種間隔があきすぎてしまうことが最も起こりがちな予防接種の1つです．また接種回数が多いことから，間隔があきすぎたときのパターンが多様で，対処法で悩むことが多い予防接種でもあります．

　以下に間隔があきすぎた場合にその後どう進めていけばよいかを，パターン別に分けて解説します．

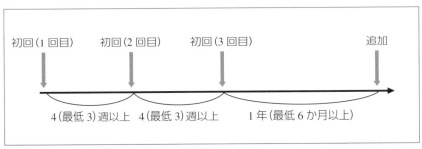

図16　DPT-IPV 1期：規定通りの接種法

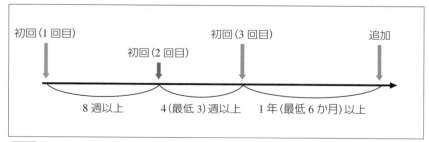

図 17　DPT-IPV1 期：初回 2 回目が遅れたときの接種法

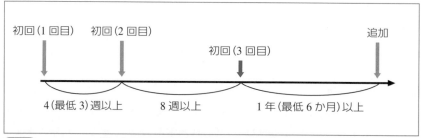

図 18　DPT-IPV1 期：初回 3 回目が遅れたときの接種法

①初回 1 回目と 2 回目の間隔が 8 週以上あいた場合

　直ちに初回 2 回目を接種します．その後はスケジュール通りに初回 3 回目は 2 回目の 4（最低 3）週後以降に接種し，初回追加も 3 回目接種の約 1 年後に接種します（図 17）．1 期の総接種回数は規定通り 4 回になります．

②初回 1 回目と 2 回目の間隔は規定通りで，2 回目と 3 回目の間隔が 8 週以上あいた場合

　直ちに初回 3 回目を接種します．3 回目と追加接種の間隔は規定通り約 1 年とします（図 18）．1 期の総接種回数は規定通り 4 回となります．

③初回 1 〜 3 回目までは規定通りの間隔で接種が行われ，3 回目と追加接種の間隔が 1 年 6 か月以上あいた場合

　直ちに追加接種を行い 1 期の接種を完了します（図 19）．1 期の総接種回数は規定通り 4 回となります．

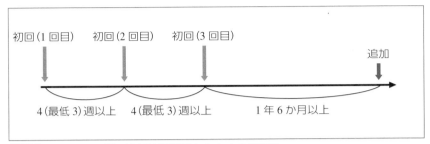

図 19 DPT-IPV1 期：追加接種が遅れたときの接種法

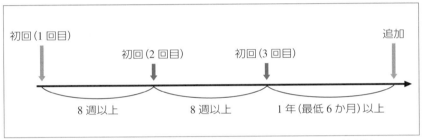

図 20 DPT-IPV1 期：初回 2 回目と 3 回目がどちらも遅れたときの接種法

④初回 1 回目と 2 回目の間隔が 8 週以上あき，かつ 2 回目と 3 回目の間隔も 8 週以上あいた場合

　意外とよくあるケースです．直ちに初回 3 回目の接種を行い，3 回目と追加接種の間隔は規定通り約 1 年で接種します（図 20）．1 期の総接種回数は規定通り 4 回となります．さらに 1 期 3 回目と追加接種の間が 1 年 6 か月以上あいた場合も，受診した段階で直ちに接種し 1 期完了とします．間隔があきすぎたからといって最初から接種をやり直す必要はありません．

⑤初回の開始が遅れた場合

　DPT-IPV は通常，生後 2 か月から接種を始めます〔2023（令和 5）年 4 月より〕．しかし様々な理由から DPT-IPV を全く受けることなく，ずっと後になってから接種の相談を受けることが時にあります．1 ～ 2 歳頃から接種を開始するのであれば通常の方法で問題ありません．しかし 5 歳，10 歳と極端に遅くなると 2 つの問題が出てきます．1 つは接種するワクチンを DPT-IPV にするか DT トキソイドにするかという問題です．もう 1 つは DT トキソイドを接種する場

合に，副反応(局所反応)を軽減する目的で接種量を 0.5 mL から 0.1 mL に減量して接種するかどうかという問題です．

百日咳は乳児期早期に罹患した場合，生命的な危険性が高い疾患です．これより年長になって罹患した場合，罹患した本人の生命的な危険性は減少し，百日咳ワクチン接種による個人防衛的なメリットは少なくなります．このため無理に DPT-IPV を接種する必要性はなくなり，その代わりに DT トキソイド接種で済ませることも可能となります(ただし，この場合は当人が罹患した百日咳菌の感染を周囲の乳幼児に広げるという危険性が残ります．また成人百日咳もしばしば重症例が報告されています)．

予防接種ガイドラインでは DPT-IPV 1 期接種の開始が極端に遅れた場合，何歳から DPT-IPV に代えて DT トキソイド接種に変更したらよいかに関する記載はありません．*"Red Book"* によると，アメリカの DTaP ワクチンは 7 歳未満の接種対象に対してしか認可されていないので，7 歳以降に開始する接種には使用しないよう指示されています．日本の DPT-IPV の場合もほぼ同様に現在の接種対象者は 7 歳 6 か月(90 か月)未満とされ，ここまでは定期接種の枠内で接種が可能となっています．

以上のような状況を踏まえ，現時点における年長児での DPT-IPV/DT ワクチンでの初回免疫の接種法案を**表 11** に示しますので参考にしてください．なお現在，世界的には年長児の百日咳罹患を減らすことが大きな課題となっています．そのためには DPT-IPV の代わりに DT トキソイドを使用することについても再考の余地があると思います．ただし未接種年長者の免疫に DPT-IPV を正式に使うためには，臨床試験による効果と安全性の確認が必要です．しかし DPT-IPV 未接種年長者はおそらくきわめて少なく，臨床試験に必要な人数を今後集めるのはまず不可能でしょう．アメリカで 7 歳以降の DTaP ワクチン未接種者には DT ワクチンの 3 回接種を基本的に勧め，そのなかで 1 回の接種を Tdap ワクチンに置き換えるよう勧めているのもそのような背景からだと思います．

もし 7 歳 6 か月以上で DPT ワクチン(または DPT-IPV)未接種のうえにポリオワクチンも未接種の場合は，ポリオという疾患の重篤性も考慮のうえ，また接種後の局所反応は強めに出る可能性も説明のうえで，DT トキソイドの代わりに DPT-IPV で接種を行うのがよいと考えます(私見)．その場合は**表 11** の 7 歳 6 か月〜 10 歳未満の欄の DT を DPT-IPV に代えた形で 1 回 0.5 mL を 3 回接

表11　DPT-IPV 第1期の開始が遅れた場合

年　齢	接種の目標	1期初回(1)	1期初回(2)	1期初回(3)	1期追加
7歳6か月未満	D・T・P・Poの免疫の獲得と強化	DPT-IPV 0.5 mL	DPT-IPV 0.5 mL	DPT-IPV 0.5 mL	DPT-IPV 0.5 mL
7歳6か月～10歳未満	D・Tの免疫の獲得と強化	DT 0.5 mL	DT 0.5 mL [*1]	(−)	DT 0.1 mL
7歳6か月～10歳未満	D・T・P・Poの免疫の獲得と強化	DPT-IPV 0.5 mL	DPT-IPV 0.5 mL	DPT-IPV 0.5 mL	DPT-IPV 0.5 mL
10歳～15歳未満	D・Tの免疫の獲得と強化	DT 0.1 mL	DT 0.5mL [*1,*2]	(−)	DT 0.1 mL
10歳～15歳未満	D・T・P・Poの免疫の獲得と強化	DPT-IPV 0.5 mL	DPT-IPV 0.5 mL	DPT-IPV 0.5 mL	DPT-IPV 0.5 mL
15歳以上	D・Tの免疫の獲得と強化	DT 0.1 mL	DT 0.5mL [*1,*2]	(−)	DT 0.1 mL
15歳以上	D・T・P・Poの免疫の獲得と強化	DPT 0.5 mL IPV 0.5 mL	DPT 0.5 mL IPV 0.5 mL	DPT 0.5 mL IPV 0.5 mL	DPT 0.5 mL IPV 0.5 mL

D：ジフテリア，T：破傷風，P：百日咳，Po：ポリオ.
[*1]：DT トキソイドの1回目と2回目の間隔は4～8週. DT トキソイドによる初回接種は2回で終了し，1年後に追加接種する.
[*2]：前回の局所反応が強い場合は増量しない.

種し，初回1回目と2回目，2回目と3回目の間隔はそれぞれ8週前後と長くとり，追加は初回3回目から約1年あけて接種します．10歳以上の場合も7歳6か月～10歳未満の場合と同様に，DPT-IPV を1回0.5 mL で合計4回接種とします．

　15歳以上の場合は，DPT-IPV の接種対象が15歳未満に限定されているため，DPT ワクチンと IPV の2剤を併用するしかないと思います．

⑥保護者が DPT-IPV の代わりに DT トキソイドを希望した場合

　乳幼児では通常は DPT-IPV を接種します．まれなケースですが，以前，百日咳ワクチンは副作用が強いと思い込んだ保護者から，DPT ワクチン未接種の2歳の子どもに対し DPT ワクチンの代わりに DT トキソイドで接種を受けさせて欲しいと頼まれたことがありました．

　予防接種開始以前に百日咳に罹患した場合には DPT ワクチンの代わりに DT トキソイドを接種することも可能になります．しかし DPT ワクチンと DT トキソイドは決して好みで選択するものではありません．2歳頃ではまだ百日咳

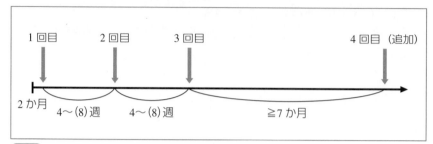

図 21　Hib ワクチン：規定通りの接種法

に罹患したときの危険性は無視できません．

　このような依頼を受けた場合には百日咳の怖さを十分説明し，DPT-IPV の接種を受けるよう説得すべきだと思います．妥協して DT トキソイドで接種をすることは避けるべきです．またどのような場合であれ，DPT-IPV の代わりに DT トキソイドを使って 1 期の接種を行った場合には，定期接種ではなく任意接種扱いとなることも忘れてはなりません．

Ⓒ Hib ワクチン

　Hib ワクチンは生後 2 か月以降早期の接種開始が理想的です．2 か月以降 7 か月未満開始の標準的接種スケジュールでの接種回数は 4 回で，DPT-IPV 1 期の接種回数に匹敵します．4 回の接種のうち 1 回目と 2 回目，2 回目と 3 回目はそれぞれ 4 週以上（標準的には 8 週まで）の間隔で接種するよう定められています．また追加接種にあたる 4 回目は 3 回目から 7 か月以上の間隔をあけて接種するよう指示されています（図 21）．

　Hib ワクチンは接種年齢が遅くなると必要な接種回数が減少します．この特徴を考慮に入れ，以下に間隔があきすぎた場合の接種の続け方をパターン別に解説します．

①1 回目と 2 回目の間隔が 8 週以上あいた場合

　直ちに 2 回目を接種します．その後は規定通りに，3 回目は 2 回目の 4 〜 8 週後に接種し，追加接種の 4 回目は 3 回目の終了後 7 か月以上の間隔で接種します（図 22）．

　もし 2 回目の接種が 1 歳直前まで遅れ，1 歳まで 4 週未満となっていた場合は，直ちに 2 回目を接種した後，4 週以上の間隔をあけて追加接種として 3 回目の

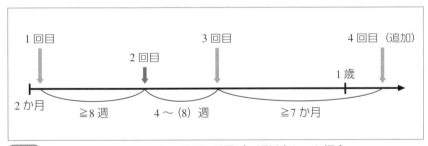

図22 Hib ワクチン：1回目と2回目の間隔が8週以上あいた場合

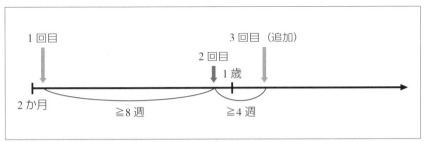

図23 Hib ワクチン：2回目の接種が1歳直前まで遅れた場合

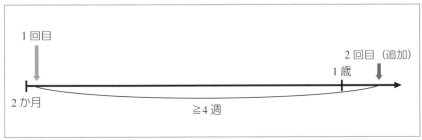

図24 Hib ワクチン：2回目の接種が1歳を超えるまで遅れた場合

接種を行い接種を完了します（図23）．また2回目接種の時点で1歳を超えていた場合は，1回目接種より4週以上経っていれば直ちに追加接種として2回目の接種を行い，接種を完了します（図24）．

②1回目と2回目の間隔は規定通りで，2回目と3回目の間隔が8週以上あいた場合

直ちに3回目を接種します．その後は規定通りに，追加接種の4回目は3回目の終了後7か月以上の間隔で接種します（図25）．

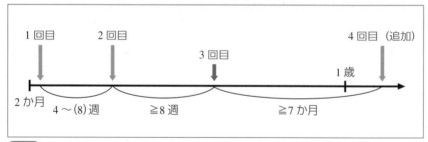

図 25　Hib ワクチン：2 回目と 3 回目の間隔が 8 週以上空いた場合

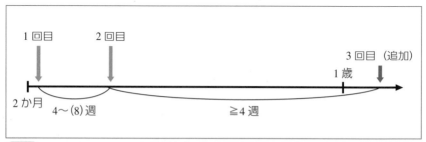

図 26　Hib ワクチン：3 回目接種が 1 歳以降まで遅れた場合

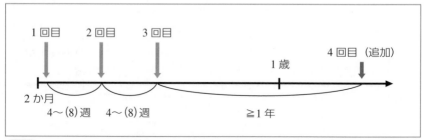

図 27　Hib ワクチン：3 回目と 4 回目の間隔が 1 年以上あいた場合

　もし 3 回目接種が 1 歳以降まで遅れていた場合は，2 回目接種より 4 週以上
経っていれば直ちに追加接種として 3 回目の接種を行い，一連の接種を完了し
ます（図 26）．

③1 〜 3 回目までの間隔は規定通りで，3 回目と 4 回目の間隔が 1 年以上あ いた場合

　5 歳未満であれば直ちに追加接種として 4 回目の接種を行い，一連の接種を
完了します（図 27）．3 回目と 4 回目の接種間隔はもともと長いので 4 回目の接

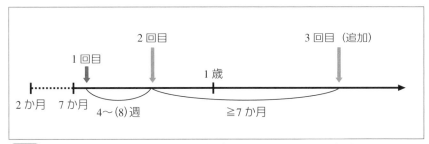

図 28 Hib ワクチン：1 回目接種の開始が生後 7 か月より遅れた場合

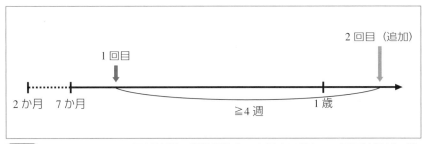

図 29 Hib ワクチン：1 回目接種の開始が生後 7 か月より遅れ，2 回目接種が 1 歳より遅れた場合

種は忘れられやすく，このパターンの遅れは時々みられます．追加接種がないままだとワクチンによる予防効果が長続きせず，2 ～ 4 歳頃に Hib 感染の危険性が増加してくることが知られています．4 回目の接種の遅れに気づいたらすぐに接種するようにしましょう．ただし追加接種のないままですでに 5 歳に達している場合，追加接種は不要となります．

④1 回目接種の開始が生後 7 か月より遅れた場合

　生後 7 か月以降 1 歳未満で接種開始の遅れに気づいた場合は直ちに 1 回目の接種を行い，4 週以上の間隔で 2 回目の接種を行います．2 回目の接種より 7 か月以上の間隔で 3 回目の接種を行い，一連の接種を完了します（**図 28**）．

　生後 7 か月以降 1 歳未満で 1 回目の接種を行い，2 回目の接種が 1 歳以降に遅れた場合は，1 回目接種から 4 週以上の間隔があいていることを確認のうえ，直ちに追加接種として 2 回目の接種を行います．この場合の総接種回数は 2 回となります（**図 29**）．

　1 歳以降 5 歳未満で接種開始の遅れに気づいた場合は直ちに 1 回目の接種を

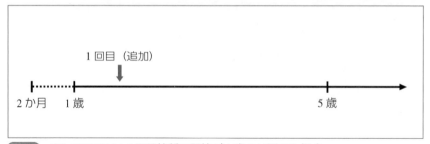

図 30　Hib ワクチン：1 回目接種の開始が 1 歳より遅れた場合

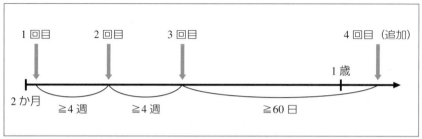

図 31　小児用肺炎球菌ワクチン：規定通りの接種法

行い，これで接種を完了します（**図 30**）．5 歳以降で未接種の場合は未接種でも既接種者とほぼ同等の免疫力をそれまでに自然界で獲得していると考えられますので，ワクチン接種は不要です．

D 小児用肺炎球菌ワクチン

　小児用肺炎球菌ワクチンは Hib ワクチンと同様，乳幼児の細菌性髄膜炎予防が主な目的のワクチンで，ワクチンも Hib ワクチンと同じキャリア蛋白結合型の多糖体ワクチンです．接種開始は 2 か月以降の早期が理想的です．2 か月以降 7 か月未満開始の標準的接種スケジュールでの接種回数は 4 回です．4 回の接種のうち 1 回目と 2 回目，2 回目と 3 回目はそれぞれ 4 週以上の間隔で接種するよう定められています．4 週以上どのくらい長く間隔があいていても接種完了後の免疫効果に問題はありませんが，生後 4 か月以降の時点での有効な予防効果を求めるという意味では，Hib ワクチンと同様に 4 ～ 8 週程度の接種間隔を目標とすればよいでしょう．追加接種にあたる 4 回目接種は 3 回目から少なくとも 60 日以上の間隔，かつ 1 歳以降に接種するよう指定されています

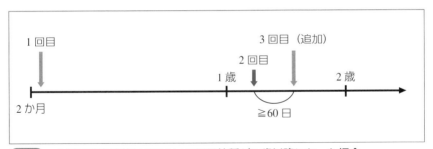

図 32　小児用肺炎球菌ワクチン：2 回目接種が 1 歳以降になった場合

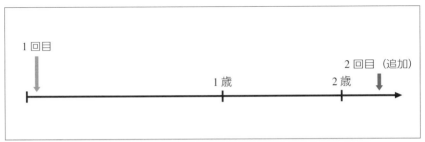

図 33　小児用肺炎球菌ワクチン：2 回目接種が 2 歳以降になった場合

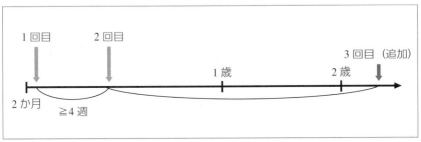

図 34　小児用肺炎球菌ワクチン：3 回目接種が 2 歳以降になった場合

（図 31）.

　小児用肺炎球菌ワクチンも Hib ワクチンと同様，接種年齢が遅くなると必要な接種回数が減少します．この特徴を考慮に入れ，以下に間隔があきすぎた場合の接種の続け方をパターン別に解説します．

　①1 回目接種後に間隔があき，2 回目接種が 1 歳以降 2 歳未満になった場合

　直ちに 2 回目の接種をし，さらに 60 日以上の間隔をおいて追加接種を行い接種を完了します（図 32）．接種回数は合計 3 回になります．

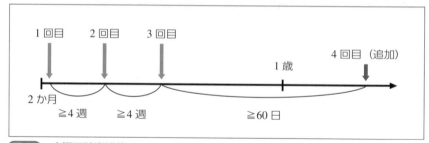

図 35　小児用肺炎球菌ワクチン：3 回目と 4 回目の間隔が 60 日以上長期にあいた場合

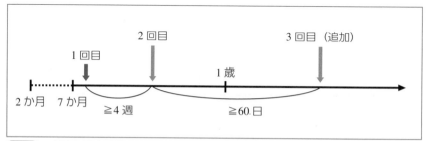

図 36　小児用肺炎球菌ワクチン：1 回目接種が生後 7 か月より遅れた場合

②1 回目接種の後に間隔があき，2 回目接種が 2 歳以降になった場合

　直ちに 2 回目の接種を追加接種として行い，接種を完了します（**図 33**）．接種回数は合計 2 回になります．

③1 回目と 2 回目の接種は 1 歳未満早期で行われ，3 回目接種が 2 歳以降になった場合

　直ちに 3 回目の接種を追加接種として行い，接種を完了します（**図 34**）．接種回数は合計 3 回になります．

④1 〜 3 回目の接種は 1 歳未満で接種が行われ，3 回目と 4 回目の間隔が 60 日以上長期にあいた場合

　直ちに 4 回目の接種を追加接種として行い接種を完了します（**図 35**）．3 回目と 4 回目の接種間隔はもともと長いので 4 回目の接種は忘れられやすく，このパターンの遅れは時々みられます．追加接種がないままだとワクチンによる予防効果が長続きしなくなり，Hib ワクチンと同様に 2 〜 4 歳頃に感染の危険性が増加する可能性があります．4 回目の接種の遅れに気づいたらすぐに接種するようにしましょう．ただし追加接種のないまますでに 5 歳に達している場合

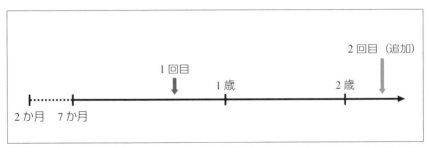

図 37 小児用肺炎球菌ワクチン：1 回目接種が生後 7 か月より遅れ，2 回目接種が 2 歳以降になった場合

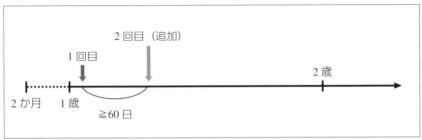

図 38 小児用肺炎球菌ワクチン：1 回目接種が 1 歳以降 2 歳未満まで遅れた場合

は，追加接種は不要となります.

⑤1 回目接種の開始が生後 7 か月より遅れた場合

　生後 7 か月以降 1 歳未満で接種開始の遅れに気づいた場合は直ちに 1 回目の接種を行い，4 週以上の間隔で 2 回目の接種を行います．2 回目の接種より 60 日以上の間隔かつ 1 歳以降で 3 回目の接種を行い一連の接種を完了します（図 36）.

　生後 7 か月以降 1 歳未満で 1 回目接種を行い，2 歳以降で 2 回目の接種の遅れに気づいた場合は，直ちに 2 回目の接種を追加接種として行い，接種を完了します（図 37）.

　1 歳以降 2 歳未満で接種開始の遅れに気づいた場合は直ちに 1 回目の接種を行い，さらに 60 日以上の間隔で 2 回目の接種を追加接種として行い，これで接種を完了します（図 38）.

　2 歳以降で接種開始の遅れに気づいた場合は直ちに 1 回目の接種を追加接種として行い，これで接種を完了します（図 39）.

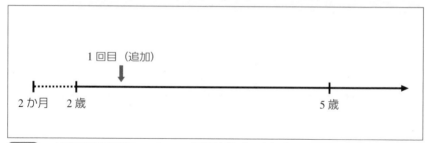

1回目（追加）

2か月　2歳

5歳

図39　小児用肺炎球菌ワクチン：1回目接種が2歳以降に遅れた場合

　5歳以降の場合は未接種でも既接種者とほぼ同等の免疫力を獲得していると考えられますので，ワクチン接種は不要です．

Ⓔ B型肝炎ワクチン

　B型肝炎ワクチンは定期接種の場合，1回目と2回目の接種を生後2か月以降早期に4週以上の間隔で行い，1回目より20週以上経過した後に3回目の接種を行って接種を完了します．B型肝炎ワクチンは日齢0からでも接種開始可能で，有効性も確認されています．しかし母子垂直感染予防以外の定期接種としては日齢0からの接種は国内では一般的に行われていません．

　B型肝炎ワクチンの1回目と2回目の接種間隔の4週以上は，効果の面から考えて短縮は絶対に行ってはいけません．逆に4週以上あくことは全く問題ありません．1回目と3回目の接種間隔の20週以上に関しても同様です．1回目と3回目の間隔は長いので，3回目接種を忘れて接種しないままになっているケースに時々遭遇します．20週以上どのくらい経過していても，気づいた時点で3回目を接種し完了すればそれで大丈夫です．完了した場合の免疫の力に問題はなく，接種のやり直しなどを考慮する必要はありません．ただし1歳以降の接種になった場合，定期接種の枠からははずれ，任意接種の扱いになります．

Ⓕ ロタウイルスワクチン

　ロタウイルスワクチンにはロタリックス®とロタテック®の2種類があります．どちらのワクチンも生後6週以降で接種開始が可能になります（**表12**）．接種回数はロタリックス®が2回，ロタテック®が3回と異なります．接種間

表12 ロタウイルスワクチン接種時期の制限

	ロタリックス®	ロタテック®
1回目開始可能	6週	
1回目開始最終	14週6日	
最終回完了	24週	32週

隔はどちらのワクチンも4週以上です.

　ロタウイルスワクチンの接種で注意が必要なことは，接種開始年齢と接種完了年齢に制限があることです．どちらのワクチンも生後14週6日までに1回目の接種を完了する必要があり，15週0日以降の1回目接種は避けなければいけません．また，ロタリックス®の場合は生後24週までに2回目の接種を，ロタテック®の場合は生後32週までに3回目の接種を完了しなければなりません．これらの制約は以前アメリカで定期接種として一時期使用されたロタシールド®での経験で，ワクチン接種が副反応の腸重積のリスクを増加させることがわかったことから設定されたものです．この経験の後で開発されたロタリックス®，ロタテック®でも同様の現象が起こることが十分予想されるため，これらのワクチンでは臨床試験段階から遅めの接種開始，遅めの接種完了は完全に避けられました．14週6日までの接種開始，24週または32週までの接種完了は副反応のリスクを下げるための制約ですので，極力守るようにしてください．また，このような事情からロタウイルスワクチンでは他のワクチンで行われる接種推奨年齢を過ぎた場合のキャッチアップ接種は行うことができません．

Ⓖ 麻疹風疹混合ワクチン

　麻疹風疹混合生ワクチンは2006(平成18)年4月から，それまでの生麻疹単味ワクチンおよび生風疹単味ワクチンとほぼ入れ替わる形で定期接種に導入されました．接種回数は計2回です．1回目(1期)は1歳以降2歳未満で接種します．2回目(2期)は小学校入学前の1年間に接種します．

　1期の接種も2期の接種も定期接種として接種可能な期間は1年間で，それを過ぎてしまうと任意接種の扱いになります．麻疹ワクチンも風疹ワクチンも全員が接種を2回行うことで，個人レベルおよび集団レベルでより確実な免疫を確立することができます．定期接種の時期からどんなに遅れていても，2回

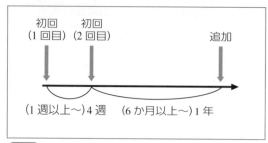

図40 日本脳炎ワクチン1期：規定通りの接種法

の接種を完了することは意味のあることですので，積極的に勧めてください．

Ⓗ 日本脳炎ワクチン1期

　日本脳炎ワクチンの1期は計3回の接種があります．初回の1期1回目と1期2回目は4週以上（最低でも1週以上）の間隔で接種し，3回目となる1期追加接種は1期初回2回目終了後1年以上（最低でも6か月以上）あけて接種します（図40）．

　以下に間隔があきすぎた場合の接種法を述べます．

①1期初回1回目と2回目の間隔が4週以上あいた場合

　直ちに1期初回2回目を接種し，この段階で通常の1期初回2回目接種終了と同等の状態と考えます．追加接種は通常通り，1期初回2回目接種から1年（最低でも6か月以上）の間隔で接種します（図41）．

　1期初回の1回目と2回目の接種間隔が1年以上あいてしまった場合も，2年以上あいてしまった場合も，この接種法で接種を継続して問題ありません．

②1期初回1回目と2回目の接種間隔は規定通り行われ，2回目接種終了から2期追加接種までに1年以上が経過した場合

　直ちに追加接種を行います（図42）．この段階で通常の1期終了と同等の状態と考えます．1期の総接種回数は規定通り3回となります．

　日本脳炎ワクチンの積極的勧奨中止の間に1期2回目と追加接種の間が2年，3年またはそれ以上あいてしまった小児もたくさんいると思います．また1年は長い間隔ですので，そうでなくても日本脳炎ワクチン1期追加のやり忘れはよく遭遇する接種エラーの1つです．しかしたとえ何年この間隔があいていようとこの接種法で1期を完了すれば，ワクチンの効果のうえでは全く問題あり

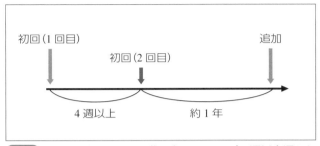

図 41　日本脳炎ワクチン 1 期：初回 2 回目が 4 週以上遅れた場合

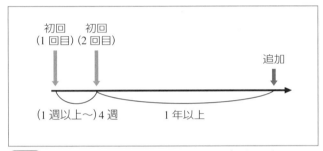

図 42　日本脳炎ワクチン 1 期：追加接種が 1 年以上遅れた場合

ません.

ⓘ ヒトパピローマウイルスワクチン

　ヒトパピローマウイルスワクチンにはサーバリックス®, ガーダシル®とシルガード®9 の 3 種類があります. サーバリックス®は 10 歳以降, ガーダシル®とシルガード®9 は 9 歳以降の女子で接種開始が可能ですが, 定期接種としてはいずれも小学校 6 年生から高校 1 年生の間の女子で接種が可能です（**表 13**）.

　ヒトパピローマウイルスワクチンは一種の不活化ワクチンですので, 有効な接種のためには十分な間隔をあけることが重要です. 1 回目と 2 回目の接種間隔としてサーバリックス®の場合の 1 か月, ガーダシル®とシルガード®9 の場合の 2 か月は確実にあけるようにしてください. 逆にこれ以上あきすぎることには何の効果上の問題もありません. また同様に 1 回目と 3 回目の接種間隔と

表13	ヒトパピローマウイルスワクチンの接種回数と間隔		
	サーバリックス®	ガーダシル®	シルガード®9
接種回数	3回（シルガード®9は一定の条件下で2回）		
1回目開始可能	10歳	9歳	
定期接種対象	小学校6年生〜高校1年生の女子		
1〜2回目の間隔	≧1か月	≧2か月	
1〜3回目の間隔	≧6か月		

してサーバリックス®，ガーダシル®，シルガード®9ともに6か月以上の間隔を必ずあけるようにしてください．

　1回目と2回目の接種間隔が大きくあいた場合，気がついた時点で直ちに2回目の接種を行います．1回目と2回目の接種が6か月近くあいた場合，1回目と3回目の間隔を6か月で計算すると，2回目と3回目の間隔がほとんどなくなりますが，これは避ける必要があります．このような場合には2回目と3回目の間隔をサーバリックス®の場合少なくとも2か月半，ガーダシル®，シルガード®9の場合は少なくとも3か月あけて3回目の接種を行います．1回目と3回目の間隔が8か月，9か月と通常より大きくあくことは全く問題ありません．

　1回目と2回目の接種間隔は規定通り行われ，3回目の接種が遅くなった場合は，気づいた時点で3回目の接種を行って接種を完了して全く問題ありません．たとえ1回目と2回目の間隔が2年，3年と大きくあいていても3回目の接種を完了できれば期待された予防効果が得られます．

　シルガード®9の場合，9歳以上15歳未満の女性に接種する際，2回接種で接種を完了することが可能です．2回接種は初回と2回目の間隔を6か月以上（少なくとも5か月以上）おいて接種します．1回目と2回目の間隔が5か月未満だと2回接種は不可で，3回接種にする必要があります．

2) 追加接種のない予防接種の場合

　BCGワクチンの接種は1回で終了します．対象年齢は0か月以降1歳未満です．この間に接種する場合は通常，ツベルクリン反応検査なしで直接接種します．標準的な接種年齢は5か月以降8か月未満です．1歳以降にBCGワクチン未接種で接種を希望した場合はツベルクリン反応陰性を確認のうえ，任意

接種で実施します.

　BCG ワクチンは現在, 乳幼児の粟粒結核や結核性髄膜炎など重症型の結核を予防する目的で接種されています. 成人型の結核に対する BCG ワクチンの予防効果は疑問視されています. したがって, 未接種者に対し任意接種を勧める場合, 対象者の年齢には上限を設定しておく必要があります. 乳幼児の重症型結核の危険がある年齢として, 5 歳未満を任意接種の対象として考えておくとよいでしょう. 5 歳以上では BCG ワクチン接種は積極的には勧めなくてよいと思います.

MEMO

7 緊急接種

　ある感染症にまだかかったことのない小児が，知らずにその感染症に罹患している患者と接触し，その直後に罹患者との接触に気づく場合があります．

　以下では，このようなときに感染予防を目的として緊急にワクチン接種を希望した場合の対処法について説明します（**表 14**）．緊急のワクチン接種が有効に働く感染症には，麻疹と水痘があります．

1）麻疹ワクチン

　麻疹は重篤な疾患であり，基礎疾患のない小児でも罹患すれば最悪の場合は死亡する可能性があります．相談を受けた場合には条件が合えば，緊急にワクチン接種を受けることを勧めるべきでしょう．条件は 2 つあります．

　1 つは接触後 72 時間以内に接種するということです[28]．麻疹に罹患している，または麻疹の潜伏期にある人と接触した時点から 72 時間以内にワクチン接種を受ければ，予防接種による免疫効果が先に現れることが期待できます．そして接触者からの自然感染をブロックできる可能性が高いと考えられます．

　もう 1 つの条件は最初の条件とも関係してきますが，麻疹感染者との接触時期が特定できるということです（**図 43**）．普段は会わない友達と一緒に遊んだら翌日その友達が麻疹を発症した，といった場合は接触が何月何日と特定でき緊急接種は問題ありません．ところが，兄弟間などの場合は毎日一緒に生活しているため接触の日が特定できません（**図 44**）．潜伏期の間でも時期によっては感染力がありますので，兄弟間の感染が成立したのが感染に気づいた日の前日なのか 4 日前なのか，さらに前なのかが特定できません．このような場合，麻疹ワクチンを緊急接種しても感染予防できる可能性は高くないため，緊急接種は勧められません．ただこのようなケースでも，ワクチンを接種した場合に

表14　ワクチンの緊急接種

	ワクチン	接種時間
緊急接種が有効	麻疹 水痘	接触後 72 時間以内 接触後 72 時間以内
有効性不明	風疹 おたふくかぜ	不明 不明

疾患(この場合は麻疹)が重症になるとか副反応が強く出るなどの事実は確認されていません．もし接種が無駄になってもよいからぜひ接種を受けて感染のリスクを下げたいとの希望がある場合は接種可能です．

2) 水痘ワクチン

　水痘の既往も予防接種歴もない人が水痘に罹患している人と接触した場合，接触から 72 時間以内であれば，その時点で水痘ワクチンの接種を行うことにより大部分で感染予防が可能と考えられます[29]．このようなケースで希望があれば接種を勧めます．72 時間を過ぎている場合は接種が無駄になる，すなわちその時点で接種しても自然感染が成立する確率が高くなりますので，接種を

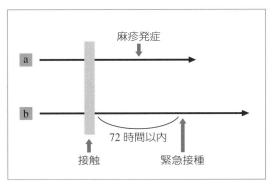

図43 麻疹ワクチンの緊急接種

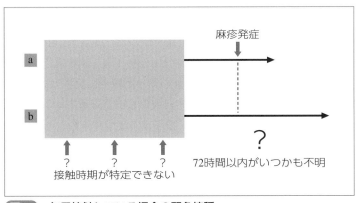

図44 毎日接触している場合の緊急接種

勧めることはしません．しかし，接種に伴う感染の予防効果は通常より少ないことに了解が得られれば，接種は可能です．

3)　その他のワクチン

おたふくかぜ，風疹に関してもワクチンの緊急接種の要望が出てくる可能性がありますが，これらのワクチンについては緊急接種による予防の可能性は確認されていません．したがって依頼があった場合も積極的には勧められません．ただし，麻疹ワクチン，水痘ワクチンと同じ理由で接種は可能です．

4)　受動免疫

麻疹，水痘などでは，罹患者と接触した後に発症予防の目的で，緊急のγ-グロブリンの筋肉注射が以前から行われています．予防接種が能動免疫とよばれるのに対し，γ-グロブリンの投与は受動免疫とよばれます．γ-グロブリンの投与により一過性に免疫状態ができますが，体内にはメモリーも抗体産生もありませんので数か月以内に免疫状態は消失します．

γ-グロブリンは予防接種ではありませんが感染予防には有効に働きますので，ワクチンの緊急接種に関連してここで少し述べることにしましょう．

Ⓐ γ-グロブリン投与

過去に麻疹に罹患したことも予防接種を受けたこともない人が麻疹の患者と接触して罹患の危険が生じた場合，接触後 6 日以内にγ-グロブリンを接種すれば罹患を防ぐか，または罹患しても症状を軽くできると考えられています[28]．投与量は 0.1 ～ 0.33 mL/kg（15 ～ 50 mg/kg），免疫不全のある場合は 0.5 mL/kg（ただし健康保険適用上は 0.33 mL/kg まで）で，筋肉内注射で投与します．

対象は麻疹の予防接種が未接種で罹患歴もない 1 歳未満の乳児，妊婦，および免疫不全のある人で，麻疹患者と接触のあった場合に投与します．1 歳未満の乳児のうち，5 か月未満の乳児は通常母親から臍帯を通して受け取った移行抗体が残っているため，γ-グロブリン投与は不要です．しかし母親が麻疹に罹患した場合は，乳児にも投与が必要です[28]．母親が小児期に予防接種を受けている場合は自然感染より胎児への移行抗体が少ない傾向があるため，5 か月未満の乳児もγ-グロブリンの投与が必要となることがあります．

これら以外のケース，1 歳以上で特に基礎疾患のないケースについてはγ-

グロブリンの投与は控えたほうがよいでしょう．血液製剤の使用については特に注意が必要です．γ-グロブリンも血液製剤ですので，使用前に血液製剤であることを説明し同意を得ておく必要があります．また使用の記録(ロット番号も)は確実に保管しておく必要があります．

A型肝炎の罹患者と接触があった場合は，14日以内にγ-グロブリンを接種すれば発症を予防できると考えられています[30]．投与基準や対象は，日本では特に定められていないようです．"Red Book"によると，①同居の家族，②分娩2週間前から1週間後までの間に母親が発症した場合，その新生児にはγ-グロブリンの投与が勧められています．日本でも60歳未満のA型肝炎の抗体保有率は1%と非常に低い[31]ようですので，この考え方でよいと思います．

水痘患者と接触した場合は接触から96時間以内にγ-グロブリンを投与すれば予防または軽症化が期待できます[29]．投与が勧められるのは，①免疫不全の小児，②水痘に対する抗体を有しない妊婦，③分娩5日前から分娩後48時間以内に母親が発症したときの新生児，④入院中の早産児(28週以降は母親が抗体を有しないとき，28週未満は全員)です．

なお保険適用上認められているγ-グロブリンの感染予防投与は，①麻疹，②A型肝炎，③ポリオの3疾患です．使用するのは筋注用のヒト免疫グロブリンです．専用の抗体価の高い製剤は市販されていませんが，ロットごとに抗体価が調べられています．製品のなかで，ある疾患に対し抗体価の高いロットを製薬会社に探してもらい入手することは可能です．

8　予防接種予約時に注意すること

　予防接種の外来は，感染症の患者が多い小児科の一般外来と区別することが望ましいため，時間帯を指定した予約制で行われることが多いと思います．予防接種では，最近受けた予防接種の種類，最近罹患した疾患や受けた治療の種類などにより，すぐに接種が受けられない場合が存在します．そのようなことを予約の際に確かめておけば，患者に無駄足を踏ませずに済みます．予防接種の予約を受けるときには表 15 を参考にして，以下の項目について確認をとるようにするとよいでしょう．

1)　最近受けた予防接種

　「④ ワクチンの接種間隔」の項（p.37）でも述べましたが，次の注射生ワクチン接種を行う際に，それからさかのぼって 4 週間以内に注射生ワクチン接種を受けていると接種ができません．注射生ワクチン接種予約の日からさかのぼって 4 週間以内に注射生ワクチン接種を受けたか，または受ける予定になっていないかを確認しておく必要があります．注射生ワクチンとか不活化ワクチンといった用語を使って尋ねても一般の保護者にはわけがわからないことが多いので，最近受けたワクチンの名前を確認して接種側で接種の可否を判断するのが

表15　予防接種の予約の際に確認すること

チェック項目	質問の仕方	対　応
1. 最近受けた予防接種	接種予定日より 1 か月前以内に他の予防接種を受けていませんか？	注射生ワクチン：次の接種が注射生ワクチンであれば，4 週間以上の間隔をあける（注射生ワクチン：BCG，麻疹風疹混合，おたふくかぜ，水痘）
2. 最近罹患した感染症	接種予定日より 1 か月前以内に，麻疹，風疹，みずぼうそう，おたふくかぜにかかっていませんか？	麻疹：治癒後 4 週間程度 風疹，水痘，おたふくかぜ：治癒後 2 週間程度
3. γ-グロブリンの投与または輸血	川崎病や特発性血小板減少性紫斑病にかかったことがありませんか？　γ-グロブリンの注射や輸血を最近受けたことはありませんか？	麻疹風疹混合，水痘，おたふくかぜの各ワクチンについて， ・γ-グロブリンの通常量の投与または輸血後 3 か月以内 ・γ-グロブリン大量療法後 6 か月以内は接種を控える

よいと思います.

2) 最近罹患した感染症

　予防接種ガイドラインでは,麻疹,風疹,水痘,おたふくかぜなどのウイルス性疾患に罹患した後は全身状態(特に免疫状態)の回復を待って予防接種を行うよう指示されています[32].具体的には麻疹の場合は治癒後4週間程度,風疹,水痘,おたふくかぜなどの場合は治癒後2～4週間程度,突発性発疹,手足口病,伝染性紅斑などは治癒後1～2週間程度間隔をあけて接種するよう指示されています.実際には治癒後全身状態(免疫状態)に問題が残っているケースはそれほど多くないものと思われます.はっきりとした問題がない場合,あける間隔に幅のあるものについては,短めの間隔で考えて**表15**の要領で接種すればよいでしょう.

　ところで突発性発疹,手足口病,伝染性紅斑に関しては,治癒と判定する共通の基準はありません.これらはほとんどの場合がきわめて軽症の疾患であり,基準を必要としていないからだと思います.治癒の判定は各医師が患者の状態をみて行えば十分だと思います.

3) γ-グロブリンの投与または輸血

　γ-グロブリンを使った治療を受けた場合,その後しばらくの間は治療のため体外から移入された多クローン抗体が体内に残存し,受動免疫の状態にあります.このようなときに生ワクチンを接種した場合,残存する多クローン抗体がワクチン株の病原体を攻撃し,免疫に失敗して抗体上昇が得られない可能性が考えられます.実際にそのような現象が確認されているワクチンもあります.一方,不活化ワクチンやトキソイドに関してはγ-グロブリンの使用を考慮する必要は全くありません.

　麻疹ワクチンの場合,γ-グロブリンを使った治療の後3か月以内,γ-グロブリン大量療法の後6～11か月以内は接種を控えます[33].風疹,水痘,おたふくかぜワクチンについても同様の現象が確認されているか,または危惧されています.これら3種類のワクチンではγ-グロブリンの治療終了後どのくらい接種を控えたらよいか明確な基準はありませんが,麻疹に準じて考慮しておけば問題ないと思います.なお,ロタウイルスワクチンとBCGワクチンは生ワクチンですがγ-グロブリンによる治療後の接種間隔を考慮する必要はあり

表16	予防接種時必要なもの
1) 接種票 2) 母子健康手帳	

ません.

　逆に麻疹などの予防接種を受けた後にγ-グロブリンを使った治療が必要になった場合も注意が必要です[33].　BCGを除く注射生ワクチン接種後14日以内にγ-グロブリンの投与が行われた場合はワクチンの免疫効果が十分でなくなる可能性がありますので,接種後に適宜抗体検査を行い抗体の上昇が不十分なときは再接種を考慮します.

　γ-グロブリンの使用歴に関しては保護者が治療内容をあまり理解していなかったり,名前を忘れたりしていることもしばしばあります."γ-グロブリンを使った治療を受けたことがありますか？"といった質問だけでは通じないこともあります.　具体的に疾患の名前をあげて,"川崎病に罹ったことがありますか？","特発性血小板減少性紫斑病に罹ったことがありますか？"などと質問するのがよいと思います.

　輸血についてはガイドラインでは"輸血後3か月以内は麻疹の予防接種を控える"とありますが,それ以上詳しい説明はありません.　ちなみに"*Red Book*"によると水痘の予防接種は輸血（洗浄赤血球を除く）またはγ-グロブリンの投与から5か月以内は控えるように推奨されています.洗浄赤血球以外の輸血（凍結血漿も含む）はγ-グロブリンと同等に扱われていますので,輸血後3か月以内の麻疹,風疹,水痘,おたふくかぜのワクチン接種は控えておくのが無難と考えます.

　最後に,予約を受けた後に確認しておきたいのは,接種当日に母子健康手帳と接種票を忘れないように持参することです（表16）.　母子健康手帳は現在のところ唯一,個人の手元に残る予防接種記録でもあります."母子健康手帳"の名前から,大きくなったらもういらないと考えている保護者もいるようですが,海外に引っ越したり留学したりするときには母子健康手帳の予防接種歴が特に役立ちますので,大事にとっておいてもらいたいと思います.　また接種を行う医療機関でも母子健康手帳への記録をきちんと行う必要があります.

9　ワクチンの保存

　ワクチンの安定性は保存状態によって大きく変化します．ワクチンの有効率は保存状態が最良と仮定した場合のもので，保存状態が悪い場合，有効率は当然低下します．予防効果の劣るワクチンを接種するということは，予防接種の本来の目的から大きくはずれるものです．ワクチンを最良の状態で保存することは，ある意味でより優れたワクチンを開発すること以上に重要なことといえるでしょう．

　表17にワクチンの保存法をまとめました．「高温，日光に弱いワクチン」，「凍結に弱いワクチン」の2つに分けましたが，どちらの場合もそういった環境ではワクチンの効力が低下する危険がありますので注意が必要です．実際にはほとんどすべてのワクチンは個別接種用にバイアルまたはシリンジに入れられ，さらに箱に入った状態で供給されています．使用直前まで箱は開けないこと，2～5℃の冷蔵で保管することの2点に気をつけるとよいでしょう．また冷蔵庫の作動状況（停電に注意）や庫内の温度にも普段から注意を払っておく必要があります．

表17　ワクチンの保存法

	ワクチン	保管温度	条　件
高温，日光に弱いワクチン	麻疹風疹混合	5℃以下	遮光
	麻疹	5℃以下	遮光
	風疹	5℃以下	遮光
	水痘	5℃以下	遮光
	おたふくかぜ	5℃以下	遮光
	BCG	10℃以下	遮光
凍結に弱いワクチン	DPT-IPV	10℃以下	遮光
	DT	10℃以下	遮光
	インフルエンザ	10℃以下	遮光
	日本脳炎	10℃以下	遮光
	A型肝炎	10℃以下	遮光
	B型肝炎	10℃以下	遮光
	Hib	2～8℃	遮光
	小児用肺炎球菌結合型	2～8℃	－
	ロタウイルス	2～8℃	遮光
	ヒトパピローマウイルス	2～8℃	遮光
	不活化帯状疱疹	2～8℃	遮光
	23価成人用肺炎球菌多糖体	8℃以下	遮光

Reference

1) Roush SW, *et al.* ： Historical Comparisons of Morbidity and Mortality for Vaccine-Preventable Disease in the United States. JAMA 2007 ； **298** ： 2155-2163
2) Gangarosa EJ, *et al.* ： Impact of anti-vaccine movements on pertussis control ： the untold story. Lancet 1998 ； **351** ： 356-361
3) CDC Update ： Diphtheria Epidemic-New Independent States of the Former Soviet Union, January 1995-March 1996. MMWR 1996 ； **45** ： 693-697
4) Eskola J, *et al.* ： Resurgent diphtheria-are we safe? Brit Med Bull 1998 ； **54** ： 635-645
5) Patel MM, *et al.* ： Intussusception Risk and Health Benefits of Rotavirus Vaccination in Mexico and Brazil. New Engl J Med 2011 ； 364 ： 2283-2292
6) Buttery JP, *et al.* ： Intussusception following rotavirus vaccine administration ： Post-marketing surveillance in the National Immunization Program in Australia. Vaccine 2011 ； **29** ： 3061-3066
7) Simonsen S, *et al.* ： More on RotaShield and Intussusception ： The Role of Age at the Time of Vaccination. J Infect Dis 2005 ； **192**(Supplement 1) ： S36-S43
8) Dagan R, *et al.* ： Nasopharyngeal Carriage of Streptococcus pneumoniae Shortly before Vaccination with a Pneumococcal Conjugate Vaccine Causes Serotype-Specific Hyporesponsiveness in Early Infancy. J Infec Dis 2010 ； **10** ： 1570-1579
9) 寺田喜平：BCG ワクチン. 日本医師会雑誌 2013 ； **142** ： 1743-1745
10) *MMWR Recomm Rep* ： The role of BCG vaccine in the prevention and control of tuberculosis in the United States. A joint statement by the Advisory Council for the Elimination of Tuberculosis and the Advisory Committee on Immunization Practices. 1996 ； **45**(RR-4) ： 1-18
11) 国立感染症研究所：水痘ワクチンに関するファクトシート　http://www.mhlw. go.jp/stf/shingi/2r9852000000bx23-att/2r9852000000bxqx.pdf
12) WHO ： 23-valent pneumococcal polysaccharide vaccine WHO position paper. WER 2008 ； **83** ： 373-384
13) CDC：Updated Recommendations for Prevention of Invasive Pneumococcal Disease Among Adults Using the 23-Valent Pneumococcal Polysaccharide Vaccine(PPSV23). MMWR 2010 ； **59** ： 1102-1106
14) WHO：Immunization coverage　https://www.who.int/news-room/fact-sheets/detail/immunization-coverage
15) Nagai T, *et al.* ： A comparative study of the incidence of aseptic meningitis in symptomatic natural mumps patients and monovalent mumps vaccine recipients in Japan. *Vaccine* 2007 ； **25** ： 2742-2747
16) Hashimoto H, *et al.* ： An Office-Based Prospective Study of Deafness in Mumps. Ped Infect Dis J 2009 ； **28** ： 173-175
17) 国立感染症研究所：A 型肝炎　2015 ～ 2019 年 3 月現在. IASR 2019 ； **40** ： 147-148
18) 厚生省食品衛生調査会食中毒部会食中毒情報分析分科会：第 5 回食中毒情報分析分科会検討概要, 平成 9 年 11 月 26 日
19) WHO：Thiomersal in vaccines. WER 2012 ； **30** ： 281-282
20) Ring J：Exacerbation of eczema by formalin-containing hepatitis B vaccine in formaldehyde-allergic patient〔letter〕. Lancet 1986 ； ii(8505) ： 522-523

21） Einstein MH, *et al.*：Comparative immunogenicity and safety of human papillomavirus （HPV）-16/18 vaccine and HPV-6/11/16/18 vaccine. Human Vaccines 2011；**7**：1343-1358

22） Komatsu H, *et al.*：Source of transmission in children with chronic hepatitis B infection after the implementation of a strategy for prevention in those at high risk. Hepatology Res 2009；**39**：569-576

23） Reichert TA, *et al.*：The Japanese experience with vaccinating school children against influenza. N Engl J Med 2001；**344**：889-896

24） Chiu SS, *et al.*：Influenza-related hospitalizations among children in Hong Kong. *N Engl J Med* 2002；**347**：2097-2103

25） Katayose M, *et al.*：The effectiveness of trivalent inactivated influenza vaccine in children over six consecutive influenza seasons. Vaccine 2011；**29**：1844-1849

26） 米国小児科学会（編）：受けそびれた予防接種．岡部信彦（監訳），最新感染症ガイド R-Book 2015．37-38，日本小児医事出版社，2016

27） 予防接種ガイドライン等検討委員会（編）：5 定期接種の対象疾病の概要とワクチンについて（A 類疾病）―(5)ジフテリア・百日せき・破傷風・急性灰白髄炎（ポリオ）．予防接種ガイドライン 2023 年度版．76-83，2023

28） 米国小児科学会（編）：麻疹．岡部信彦（監訳），最新感染症ガイド R-Book 2015．535-547，日本小児医事出版社，2016

29） 米国小児科学会（編）：水痘―帯状疱疹ウイルス感染症．岡部信彦（監訳），最新感染症ガイド R-Book 2015．846-860，日本小児医事出版社，2016

30） 米国小児科学会（編）：A 型肝炎．岡部信彦（監訳），最新感染症ガイド R-Book 2015．391-399，日本小児医事出版社，2016

31） 国立感染症研究所：2018 年の A 型肝炎流行状況について．IASR 2019；**40**：150-151

32） 予防接種ガイドライン等検討委員会（編）：(16)他の予防接種との関係―③疾病罹患後の間隔．予防接種ガイドライン 2023 年度版．36-38，2023

33） 米国小児科学会（編）：最近ヒト免疫グロブリン製剤や他の血液製剤を投与された人の予防接種．岡部信彦（監訳），最新感染症ガイド R-Book 2015．38-40，日本小児医事出版社，2016

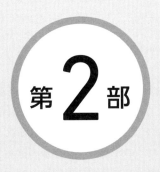

第**2**部

予防接種の実施

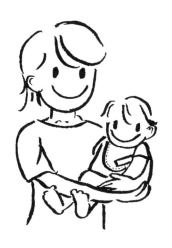

① 予 診

　1994(平成6)年の予防接種法改正で予防接種の前に行われる予診については
それまで以上に重視されるようになり，予診票の様式も大きく変わりました．
"予診を重視する"，"予診を充実させる"といわれるとちょっと身構えてしまい
ますが，要は予防接種のための予診も一般診療の診察と同程度にしっかり行う
ということです．一般診療でも現病歴や既往歴を問診で確認した後に実際に診
察して，最後にお話をしたり薬を出したりします．現病歴や既往歴に相当する
ものが予防接種では予診票のなかで網羅されています．予防接種の前に保護者
に書いてもらった予診票を読み，必要なことはその場で確認します．次に診察
して身体所見を確かめた後にお話をし，問題がなければサインをもらってワク
チンの接種となります．

　予診票(図1)は同伴の保護者に診察の前に記入してもらいます．外国人の保
護者で日本語が不得意な人の場合は，少々大変ですが，スタッフが読むのを手
伝ったりしてあげるとよいと思います．日本語以外(英語，中国語，韓国語，
ベトナム語，スペイン語，ポルトガル語，タイ語，インドネシア語，タガログ
語，ネパール語，アラビア語，イタリア語，ドイツ語，フランス語，モンゴル
語，ロシア語，ウクライナ語)で書かれた予診票もインターネットのホームペ
ージ(https://www.yoboseshu-rc.com/pages/8/)で入手可能ですので，外国人の受診
が日頃から多い地域ではあらかじめそろえておくと便利です．

1) 診察時の体温 (以下，見出し冒頭の数字は図1の右端の数字に対応)

　体温だけは外来で実際に検温してその値を記入します．37.5℃以上は明らか
な発熱に該当し，その日は予防接種ができません．他に何も異常が見当たらな
いのに37.5℃を超えた場合は何度か測り直しをするとよいでしょう(詳しくは，
「② 予防接種不適当者」の「1)明らかな発熱を呈している者」の項(p.102)を参照
してください)．

2) 年齢

　接種当日の年齢を確認します．予防接種は種類ごとに接種対象の年齢が定め
られています．対象年齢については絶対条件ではなく，例えば麻疹ワクチンは

麻しん予防接種予診票	診察時の体温　　度　　分		
し　つ　も　ん	こ　た　え	医師記入欄	
1 今日現在で	満　　歳　　か月		1)
2 今日受ける予防接種について区からのお知らせを読みましたか	は　い ┊ いいえ		2)
3 今日のお子さんの様子でいつもとちがうところがありますか	いいえ ┊ はい		3)
あなたのお子さんの発育歴についておたずねします	出生体重(　　　　　)g		4)
4 　分娩時に異常がありましたか	なかった ┊ あった		5)
出生後に異常がありましたか	なかった ┊ あった		
乳児健診で異常があるといわれたことがありますか	な　い ┊ ある		
5 今日体に具合の悪いところがありますか	いいえ ┊ はい(具体的に：　　　)		
6 最近1か月以内に病気にかかりましたか	いいえ ┊ はい(病名：　　　)		6)
7 1か月以内に家族や友達に麻しん,風しん,みずぼうそう,おたふくかぜなどの病気の方がいましたか	いいえ ┊ はい(病名：　　　)		7)
8 1か月以内に予防接種を受けましたか	いいえ ┊ はい(予防接種名：　　　)		8)
9 生まれてから今までに特別な病気(先天性異常,心臓,腎臓,肝臓,脳神経,免疫不全症,その他の病気)にかかり医師の診察を受けていますか	いいえ ┊ はい(病名：　　　)		9)
その病気を診てもらっている医師に今日の予防接種を受けてよいと言われましたか	いいえ ┊ はい		
10 ひきつけ(けいれん)をおこしたことがありますか	いいえ ┊ はい(　　歳頃)		10)
そのときに熱がでましたか	いいえ ┊ はい		
11 薬や食品で皮膚に発疹やじんましんが出たり,体の具合が悪くなったことがありますか	いいえ ┊ はい		11)
12 お子さんのなかに先天性免疫不全と診断されている方はいますか	いいえ ┊ はい		12)
13 これまでに予防接種を受けて具合が悪くなったことがありますか	いいえ ┊ はい(予防接種名：　　　)		13)
14 家族に予防接種を受けて具合が悪くなった人はいますか	いいえ ┊ はい		14)
15 6か月以内に輸血あるいはガンマグロブリン(注)の注射を受けましたか	いいえ ┊ はい(　年　　月頃)		15)
16 今までに麻しんにかかったことがありますか	いいえ ┊ はい		
17 今日の予防接種について質問がありますか	いいえ ┊ はい		16)
医師記入欄　　咽頭,胸部,聴診所見	接　種　可	医師のサイン	17)
以上の問診及び診察の結実,今日の予防接種は	見合わせる		
保護者記入欄	受 け ま す	保護者のサイン	18)
予診の結果を聞いて今日の予防接種を	見合わせます		

(注)ガンマグロブリンは,血液製剤の一種で,A型肝炎などの感染症の予防目的や重症の感染症の治療目的などで注射されることがあり,この注射を3〜6か月以内に受けた方は,予防接種の効果が十分に出ないことがあります.

図1　予診票の例

必要性があれば1歳以前でも接種してよいことになっています. しかし必要性の検討なく知らずに対象年齢以外の児に接種するようなことはないように注意してください.

　勧奨接種の場合は，指定された年齢を超えると無料券が無効となり自己負担で接種することになるので，この点からも注意が必要です．

　日本脳炎ワクチン，インフルエンザワクチン，B型肝炎ワクチン，およびDT2種混合ワクチンは年齢により接種量が変わります．これらの予防接種では，接種量の決定のためにも年齢の確認が必要です．予約時と接種時で年齢が変わって，接種量も変化する場合があります．このような場合，つい予約時の年齢で接種してしまうことがありますので，必ず接種時の年齢でチェックして接種量を決定するようにしてください．

3）予防接種についての区（または市・町・村）からのお知らせを読みましたか？

　予防接種を始めるに際し，保護者には「予防接種と子どもの健康」という小冊子が配布されます．これを読んだかどうか，そして理解したかどうかを確認するよう求められています[1]．

　この質問は予防接種に関して保護者が十分な知識を有し，自ら判断して接種を受けるということを目的としたものです．このような努力はぜひ必要ですが，すべての保護者についてこのように考えると問題もあります．「予防接種と子どもの健康」は分量がやや多く記載も多少専門的です．このため一度読むだけではすぐに理解できない人や，途中で読むのをやめてしまう人が少なからずいるようです．なかにはそもそも日本語を読むのが不得意な外国人の親子が予防接種に来ることもあります．このような人達に接種の際に1人ずつ冊子の内容を理解してもらうのは，特に受診者が多い場合はおそらく不可能でしょう．また読んでない人，理解が十分でない人の子どもをその日の接種からはずすようにすると，お互いの信頼関係を失うおそれと接種率の低下を招くおそれもあります．

　現時点でとれる方法としては，保護者の予防接種を受けることに対する積極性を確かめることが第一だと思います．積極的と認められる場合には接種する側もできるだけ受診日に接種ができるよう努力するべきでしょう．その場合，理解度の確認は，こちらで親の理解力を推測し，それに応じた理解を求め，ハードルが高くなりすぎないように注意したほうがよいでしょう．冊子を読んできていないとか，理解が足りないといった理由で杓子定規に接種を中止することは避けるべきだと思います．

　一方，接種の場でワクチンに対する不安や疑問を訴える人に対しては，根気

よく予防接種についての理解を確認し，理解の足りないところは説明して納得
してもらうことが大事でしょう．それでも納得されないときはその日の接種を
中止することもやむを得ないと思います．世間には予防接種に対して徹底的に
懐疑的な人も少数ですが存在します．しかし，そのような人はそもそも医療機
関まで足を運ばないでしょうから，予防接種の外来で出会うことは少ないでし
ょう．

4) 今日のお子さんの様子でいつもと違うところがありますか？ 今日，体に具合の悪いところがありますか？

　親からみた子どもの体調を尋ねることで，体温測定や身体所見には現れない
微妙な変化を確認します．その際に最も重要なのは，親の抱いている漠然とし
た不安にしっかりと耳を傾け，これに答えて安心して接種が受けられるように
することです．

　実際には，例えば発熱を伴わない感冒や胃腸炎などがみられる状態でも全く
問題なく接種が行えることは，これまでも報告されています．なお，このよう
な場合でも接種の際にどうしても親に納得してもらえなければ，接種の延期と
いう選択もやむを得ないでしょう．

5) 出生体重，分娩時の異常，出生後の異常，乳児健診での異常の指摘

　主として出生時の異常と発育・発達の状況を確認する項目です．これらの質
問内容に関してワクチンの接種時期や接種量を加減することはないので，ここ
は一応目を通して認識しておく程度でよいでしょう〔第3部「① 早産児の予防
接種」の項(p.142)参照〕．ただ早産児の場合，保護者のほうが"普通の子と同様
に予防接種を受けてよいのか？　特別なやり方が必要なのではないか？"とい
った漠然とした疑問を抱いて来院する場合もありますので，そのような質問が
あった場合は通常と同じでよいことを説明します．

6) 最近1か月以内に病気にかかりましたか？

　予防接種ガイドラインに記載されている「疾病罹患後(予防接種を開始するま
で)の間隔」という項目では，麻疹の場合は治癒後4週程度，風疹，水痘，おた
ふくかぜの場合は治癒後2〜4週程度，その他のウイルス性疾患の場合は治癒

後 1 ～ 2 週程度の間隔をあけてから予防接種を開始することが勧められています．

　疾患罹患後に間隔をあける理由は，罹患後ある程度の期間は体内の免疫系の変化から予防接種を行ってもうまく免疫が成立しない可能性も考えられるからです．この時期に接種を行った場合に有害事象が発生しやすいといったことはこれまで確認されておらず，禁忌にはあたりません．疾患罹患後に予防接種の"つき"が実際に悪くなるかどうかについては確証はなく，疑問もあります．この規定はあまり厳密なものではありません．ガイドラインでも接種を避ける期間はすべて"何々程度"とぼかしてありますし，予防接種の重要性も考慮して主治医の判断であける期間を変更してもよいとも述べています．数字に捉われすぎないようにしましょう．

7) 1か月以内に家族や友達に麻疹，風疹，みずぼうそう，おたふくかぜなどの病気の人がいましたか？

　上記 6)の質問と基本的には同じ内容です．これら 4 疾患について潜伏期にある可能性がないかを知るための質問です．小児が感染症に罹患する経路としては家庭内で兄弟から，または集団生活の場所である保育所，幼稚園，学校などで友達からといったケースが最も多いと考えられますので，そのあたりの状況を質問しています．

　たとえ接触歴があっても，対象となっている児がその感染症に過去に罹患しているか，または予防接種を済ませている場合は問題ありません．既往もなく予防接種も受けていない場合で，最後に接触した日から考えて来院日がまだ潜伏期に入っている場合には，感染がないことがはっきりするまで様子をみるほうが確かでしょう．

　ただし感染症の潜伏期間でのワクチン接種は完全に避けられるものではなく，また禁忌でもありません．なかには保育所などで感染者が相次ぎ潜伏期の可能性を考えて延期していると，延々と接種の機会が得られなくなる場合もあります．接種するワクチンが流行中の感染症と同じものを対象としている場合は，潜伏期に接種してその後に発症するとワクチンは無駄にはなりますが，それで有害な問題が引き起こされることはありません．また流行中の感染症とは無関係のワクチンを潜伏期の間に接種した場合も，やはりそのことで有害な問題が引き起こされることはありません．このあたりの事情を保護者に理解して

表1　最低限必要な予防接種同士の間隔

前回接種のワクチン	今回接種のワクチン	最低限必要な間隔
注射生ワクチン	注射生ワクチン	4週間
不活化ワクチン 注射以外の生ワクチン	前回以外のワクチン	なし
DPT-IPV	DPT-IPV	3週間*
Hib	Hib	4週間*
ロタウイルス	ロタウイルス	4週間
日本脳炎	日本脳炎	1週間*
インフルエンザ	インフルエンザ	2週間
A型肝炎	A型肝炎	2週間*
B型肝炎	B型肝炎	4週間*
小児用肺炎球菌	小児用肺炎球菌	4週間*
サーバリックス®	サーバリックス®	1か月*
ガーダシル®	ガーダシル®	2か月*
シルガード®9	シルガード®9	2か月*

*追加接種の場合はさらに間隔が必要.

いただけて接種に対しても積極的であれば，潜伏期の可能性がある時期の接種も可能と考えます.

8）1か月以内に予防接種を受けましたか？

予防接種同士の間隔を確認するための質問です．続けて予防接種を受ける場合の最低限あける間隔を表1にまとめました．これを参考にしてチェックしてください．間隔が短すぎると，ワクチンによっては後で接種したワクチンの免疫効果が不十分となる可能性がありますので注意してください.

9）生まれてから今までに特別な病気（先天性異常，心臓，腎臓，肝臓，脳神経，免疫不全，その他の病気）にかかり医師の診察を受けていますか？　その病気を診てもらっている医師に今日の予防接種を受けてよいと言われましたか？

既往歴，それも主に慢性疾患に関する質問です．これに該当するような疾患は発症頻度は低いものが多く，遭遇する機会も少ないと思われます．ですが疾患の種類によっては接種に当たり配慮が必要なものもあります．それぞれの接

表2	アレルギーの原因となるワクチンの成分（2023年9月現在）

成　分	含有するワクチン
エリスロマイシン	麻疹風疹混合，麻疹，風疹，おたふくかぜ，水痘
カナマイシン	麻疹風疹混合，麻疹，風疹，おたふくかぜ，水痘
チメロサール（水銀）	インフルエンザ*，B型肝炎*
鶏卵	インフルエンザ，黄熱

*製造会社により異なり，含むものと含まないものの両者がある．

種については第3部「④　慢性疾患がある子どもの予防接種」の項（p.150）を参考にしてください．

　特殊な疾患の場合は主治医自ら接種することも多いと思います．もしそのようなお子さんが予防接種のためだけに来院した場合，主治医の許可がある場合は通常の予防接種と同じ条件で行います．主治医の許可が不明で判断のつかない場合は，主治医と連絡を取るなど納得してから接種するようにするのがよいでしょう．

10) ひきつけ（けいれん）を起こしたことがありますか？

　前項の9)と同じく既往歴の確認ですが，けいれんの既往に限定した質問です．以前の予防接種法では，けいれんがあった場合，その後1年間は予防接種をしてはいけないという規定があったこともあり，このような質問が入っているものと考えられます．現在は単純性熱性けいれんと診断される場合は1年を待たずに予防接種を受けてよいことになっています．詳しくは第3部「③　けいれん既往がある子どもの予防接種」の項（p.146）を参照してください．

11) 薬や食品で皮膚に発疹やじんま疹が出たり，体の具合が悪くなったことがありますか？

　アレルギーの原因としてすでに特定されているものがある場合は，接種前に確認しておく必要があります．もしこれから接種するワクチンのなかに含まれるものがあれば注意が必要ですし，ワクチン成分を原因とするアナフィラキシー反応の既往がある場合は禁忌となります．表2にワクチンの成分中でアレルギーの原因となることがわかっているものを列挙しました．

　漠然としたアレルギー体質や，原因不明のアレルギー性疾患を有しているといったケースは日常よく遭遇します．このような場合は接種を中止する理由に

表3　代表的な先天性免疫不全

・X 連鎖〔ブルトン（Bruton）型〕無 γ-グロブリン血症
・ディジョージ（DiGeorge）症候群
・重症複合免疫不全症
・ウィスコット・アルドリッチ（Wiskott - Aldrich）症候群
・毛細血管拡張性運動失調症（ataxia telangiectasia）

はなりません．注意しながら接種します．実際には接種後30分くらい院内で経過をみるということになるでしょう．

12) お子さんのなかに先天性免疫不全と診断されている人はいますか？

先天性免疫不全はいずれもまれな疾患ですが，生ワクチンはすべて原則的に禁忌となります．すでに診断がついている場合は主治医からその旨の説明を受けていることが多いと思いますが，うまく伝わっていないこともありますので注意が必要です．代表的な先天性免疫不全の疾患を表3にまとめました．

なお先天性免疫不全といっても症例によっては免疫能が多少残されている場合があり，なかには予防接種が可能なこともあります．具体的には個々の症例ごとに主治医と連絡を取りながら，接種を行うかどうか決めていくのがよいと思います．

13) これまでに予防接種を受けて具合が悪くなったことがありますか？

予防接種後の副反応の有無についての質問です．特に同じワクチンを何度か続けて接種する Hib ワクチン，小児用肺炎球菌ワクチン，DPT-IPV と DT ワクチン，日本脳炎ワクチンなどでは注意が必要です．再び接種した際にもし避けられるものがあれば避ける努力をすることが大事です．ただ副反応といっても様々で，続けて同じように接種してよい場合から接種を中止したほうがよい場合まで，対処法も色々です．詳しくは第2部「⑧ ワクチン接種後の有害事象」の項（p.125）を参照してください．

14) 家族に予防接種を受けて具合が悪くなった人はいますか？

このような経験を有する家族がいる場合は，今回の接種についても不安を抱

いていることがよくあります．接種前に状況をよく確認しておきます．しかし，この項目だけ異常ありで他は何もない場合は，接種を中止する理由にはなりません．具合が悪いという内容も色々ですし，アレルギーが家族内に集積する傾向があるといっても，感作される抗原まで共通とは限りません．理解を得たうえで接種するのが妥当です．

15) 6か月以内に輸血あるいはγ-グロブリンの注射を受けましたか？

通常のγ-グロブリンの投与または（洗浄赤血球輸血を除く）輸血後3か月以内，γ-グロブリン大量療法後6か月以内は麻疹風疹混合の予防接種を控えます[2]．麻疹，風疹，おたふくかぜ，水痘ワクチンについても同じ扱いでよいでしょう．これら以外の予防接種はγ-グロブリンの投与と関係なく接種可能です．

16) 今日の予防接種について質問がありますか？

予防接種について何でも聞けるように，最後にこの質問が用意されています．実際にはここで「はい」と答える人はあまりいないようですが，質問のあった場合は十分に話を聴いて答えるようにします．

ここまで読み終わった段階で診察に入ります．胸部の聴診と咽頭の視診は行うようにします．他に訴えのある場合は必要な診察を加えるようにします．診察は丁寧に行うことが信頼感を得るうえで重要です．

17) 医師のサイン

予診票全体を通しての判断に実際の診察の結果を加味して保護者に話した後，問題なければ最終判断として「接種可」を選びサインをします．

18) 保護者のサイン

保護者の判断で「受けます」，「見合わせます」を選択し，保護者がサインをします．ここでいう"保護者"とは親権者という意味であり，父母どちらかとなります．祖父母や隣人はサインできません．サインするためには父母どちらかが来院する必要があり，共働きなどの家庭ではこれが負担となっています．しかし現時点では保護者のサインは父か母でないとだめなようです．なお予防接種

の予診票は市区町村単位で作成・配布されていますが，自治体によってははじめから保護者のサインと，代諾者のサインの2つの場所を用意してあるところもあります．保護者のサインのみしか場所がない場合に，最初から自宅でサインを済ませて来院する場合もあります．これはかなり多いのですが，拒否する理由はありませんのでそのまま受け取ってよいと思います(本来の主旨には反していますが).

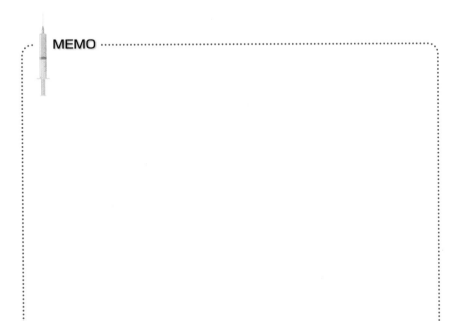

MEMO

2 予防接種不適当者

　予防接種実施規則第 6 条では接種不適当者が規定されています（表 4）．ここに掲げられた 8 項目のどれかにあてはまると判断した場合，その人には接種をしてはいけない（禁忌）ということになります．以下，項目ごとに解説します．

1）明らかな発熱を呈している者

　この場合の発熱は皮膚温で 37.5℃ 以上の熱を指しています[3]．体温は医療機関で実際に測定する必要があり，自宅での測定値を流用してはいけません．もし接種前に検温して 38℃ 以上の発熱がある場合，これは"明らかな発熱"として接種を中止するべきです．このような場合はおそらく迷うことなく中止の判断が可能です．ただこういったケースは保護者が来院前に発熱に気づいて接種を中止することもあるので，そう多くはないと思います．

　一方，37.6℃ といった微妙な数字が測定される場合があります．何回か測り直しをしていると，37.5℃ 未満の数字も出たりします．実際にはこのようなケ

表4 予防接種不適当者

1) 明らかな発熱を呈している者
2) 重篤な急性疾患にかかっていることが明らかな者
3) 当該疾病に係る予防接種の接種液の成分によってアナフィラキシーを呈したことが明らかな者
4) 麻しん，風しん，水痘及びおたふくかぜ等に係る予防接種の対象者にあっては，妊娠していることが明らかな者
5) BCG 接種の対象者にあっては，結核その他の疾病の予防接種，外傷等によるケロイドの認められる者
6) B 型肝炎の予防接種の対象者で，母子感染予防として，出生後に B 型肝炎ワクチンの接種を受けた者
7) ロタウイルス感染症に係る予防接種の対象者にあっては，腸重積症の既往歴のあることが明らかな者，先天性消化管障害を有する者（その治療を完了した者を除く．）および重症複合免疫不全症の所見が認められる者
8) 肺炎球菌感染症（高齢者がかかるものに限る．）に係る予防接種の対象者にあっては，当該疾病に係る法第 5 条第 1 項の規定による予防接種を受けたことのある者
9) その他，予防接種を行うことが不適当な状態にある者

ースはかなり多いと思いますが，判断に迷うこともしばしばあると思われます．
この場合，以下の2つを考慮すべきです．1つは体温(皮膚温)とは変動するも
ので，小児の皮膚温は外界の影響を受けやすいということです．夏の暑い盛り
に外を歩いてきたり，予約の時間に遅れないようにと駆け込んできたりした場
合，少々皮膚温が上昇して37.5℃以上となっている可能性があります．もう1
つは体温計自体の性質です．現在一般に使用されている電子体温計で何度か繰
り返し測ってみるとすべて(値は近いが)違った数字が出てくることは普通よく
みられます．

　以上を考慮に入れたうえで，微妙な熱の上昇が観察された場合の対処法を考
えてみます．もし他に訴えがなく診察上も異常なく，保護者が当日の接種を望
んでいる場合は，何回か測り直して1回でも37.5℃未満の値が出れば「明らか
な発熱ではない」と考えて接種するのがよいと思います．電子体温計に代えて
水銀体温計で再測定してみるのもよい方法です．耳式の電子体温計は深部体温
に近いため，これで37.5℃以上だった場合は腋下式の体温計で再測定してみる
とよいでしょう．なぜなら基本的には予防接種はすべての子どもが受けること
が望ましく，せっかくの接種チャンスを活かしたいからです．ただ微妙なケー
スではありますので，診察上確かな感染徴候が見出された場合や，保護者が不
安を訴える場合は延期という選択もあると思います．

2)　重篤な急性疾患にかかっていることが明らかな者

　小児で重篤な急性疾患といえば，①重症細菌感染症(細菌性髄膜炎，骨髄炎，
敗血症，腎盂腎炎など)，②川崎病，③急性糸球体腎炎などが考えられます．
このような疾患に罹患している最中は普通は入院していますので，通常の予防
接種の外来ではこの項目についてはほとんど考えなくてよいでしょう．また，
重篤な急性感染症に「過去にかかったことがある」ということに関しては問題に
されていません．そのような理由で接種を中止したりすることのないように注
意してください．軽症の急性疾患もこの規定からははずれますので，発熱のな
いかぜ症候群などは接種不適当者とはなりません．

3)　当該疾病に係る予防接種の接種液の成分によってアナ フィラキシーを呈したことが明らかな者

　アナフィラキシーとはアレルギー反応のなかでも最も激しいものです．即時

型の反応であり，ワクチン接種後30分前後までに発症します．重症の場合は気道閉塞と循環虚脱（ショック）を伴い，死の転帰を取ることもあります．アナフィラキシーの既往がある場合に注意しなければならないことが2つあります．

(1)以前の予防接種でアナフィラキシーがみられた場合，同じ種類のワクチンは接種禁忌です．追加接種が必要な場合でも見送らざるをえません．

(2)ワクチンに含まれる成分でアナフィラキシーがみられた場合，その成分を含むワクチンは接種禁忌です．ワクチンの成分のなかでアレルギーの原因となる可能性が現在確認されているものは，①鶏卵，②チメロサール（または水銀），③エリスロマイシン，④カナマイシン，の4種類です〔表2参照(p.98)〕．

4）麻しん，風しん，水痘及びおたふくかぜ等に係る予防接種の対象者にあっては，妊娠していることが明らかな者

生ワクチンには弱毒化されているものの生きたウイルスが含まれています．胎児への影響を考え，妊婦への接種は禁忌です．もし風疹ワクチンが妊娠初期の妊婦に接種された場合，胎児が先天性風疹症候群を発症する可能性は否定できません．麻疹風疹混合ワクチン，おたふくかぜワクチンと水痘ワクチンもこれと同様に考えてよいでしょう．

ただし妊娠の判明前に知らずに麻疹風疹混合ワクチン等の生ワクチン接種が行われた場合，これを理由にした人工妊娠中絶は行ってはなりません．

5）BCG接種の対象者にあっては，結核その他の疾病の予防接種，外傷等によるケロイドの認められる者

BCGワクチンは，日本では管針法とよばれる独自の接種法で実施されています．管針とよばれる専用の器具で皮膚に18個の微小な傷をつくり，そこからワクチン液を浸み込ませるのですが，肩など動きの多い皮膚面に接種したり，ケロイド体質の人に接種した後の接種痕のケロイド化がこれまでに観察されています．ケロイドを避けるため，BCGワクチンはケロイド既往のある人には禁忌の扱いになっています．

6）B型肝炎の予防接種の対象者で，母子感染予防として，出生後にB型肝炎ワクチンの接種を受けた者

　B型肝炎ワクチンの乳児への接種は水平感染予防目的（予防接種法の定期接種）と母子垂直感染予防目的（健康保険適用）の2つの制度が組み合わさってできています．B型肝炎ワクチンの必要総接種回数はどちらも3回で同じですが，接種開始年齢はB型肝炎ワクチンキャリアから生まれた児が生後12時間以内であるのに対し，一般の定期接種の児は生後2か月以降，ワクチン1回目と3回目の接種間隔はB型肝炎ウイルスキャリアから生まれた児が6か月以上と異なることに注意を払うよう，母子垂直感染予防の児を定期接種の禁忌者として記載されています．

7）ロタウイルス感染症に係る予防接種の対象者にあっては，腸重積症の既往歴のあることが明らかな者，先天性消化管障害を有する者（その治療を完了した者を除く．）および重症複合免疫不全症の所見が認められる者

　ロタウイルスワクチンはこのワクチン特有の重篤な副反応として腸重積症発症増加の問題を抱えていて，その発症頻度が小さいことが実用化の絶対条件と考えられたため，腸重積症の発症頻度を引き上げる状況は避けるため，これに適合しない，腸重積症の既往歴がある者や先天性消化管障害を有する者はロタウイルスワクチンの接種対象から外され接種不適当者となりました．また重症複合免疫不全症の児はワクチン接種後に腸管内に遺伝子改編後の病原体であるワクチン株ウイルスを保持して長期にわたり環境中に拡散させる可能性を有するため，その危険性を排除できるよう接種不適当者となりました．

8）肺炎球菌感染症（高齢者がかかるものに限る．）に係る予防接種の対象者にあっては，当該疾病に係る法第5条第1項の規定による予防接種を受けたことのある者

　高齢者の肺炎球菌感染症予防のためのワクチンは2023（令和5）年現在，23価肺炎球菌多糖体ワクチンのみで接種されています．この多糖体ワクチンは接種後5年10年と経過すると抗体価が減衰し追加接種を行っても十分な回復が得られなくなることがわかっています．そのため23価肺炎球菌多糖体ワクチ

表5 予防接種の禁忌と注意接種

	禁　忌	注意して接種	禁忌とならないもの
疾　患	・37.5℃以上の発熱 ・重篤な急性疾患罹患中	・基礎疾患[*1](心血管系疾患, 腎疾患, 肝疾患, 血液疾患, 発育障害等)がある場合	・37.4℃以下の熱 ・軽症の急性疾患 ・急性疾患の回復期 ・低出生体重児
アレルギー	・同種のワクチン接種後のアナフィラキシーの既往 ・ワクチンに含まれる成分が原因のアナフィラキシーの既往	・前回の予防接種で2日以内にアレルギーを疑う症状(発熱, 全身性発疹など)がみられた場合 ・ワクチンに含まれる成分が原因のアナフィラキシー以外のアレルギー反応の既往	・アレルギー性疾患 ・ワクチンの成分以外に対するアレルギー ・接種局所の発赤, 腫脹, 硬結
けいれん		・けいれんの既往がある場合	・単純性熱性けいれん
妊　娠	・生ワクチン(麻疹風疹混合, 麻疹, 風疹, 水痘, おたふくかぜ)	・不活化ワクチン(有用性が確認できる場合は接種可)	・母乳栄養中の母 ・妊婦と接触がある人
免疫不全	・先天性免疫不全 ・HIV感染者(BCG)	・免疫不全と診断されている場合	・HIV感染者(DPT-IPV, 麻疹, 風疹, 日本脳炎, インフルエンザ)
投薬等	・通常量のステロイド薬, 免疫抑制薬の全身投与中 ・抗腫瘍薬投与中 ・放射線治療中		・2週間未満のステロイド薬全身投与 ・抗菌薬投与中
血液製剤	・輸血, γ-グロブリン投与後3〜6か月以内の生ワクチン接種[*2](ロタウイルスワクチン, BCGワクチンを除く)		・輸血, γ-グロブリン投与後の不活化ワクチン, ロタウイルスワクチン, BCGワクチン接種
ワクチン	・注射生ワクチン接種後4週間以内[*2]の注射生ワクチン接種		

[*1]: 本書第3部「④ 慢性疾患がある子どもの予防接種」の項(p.150)を参照
[*2]: 接種に危険は伴わないので真の禁忌ではないが, 通常は接種を避ける.

ンを使って行われる高齢者の肺炎球菌感染症接種は1回のみ認められていて，2回以上の接種は少なくとも定期接種としては行われることがないよう，このような制限がかかっています．

9) その他，予防接種を行うことが不適当な状態にある者

接種を実際に行う者にある程度の裁量を認めるための項目と思われます．具体的なケースを想定したものではありません．解釈を広げすぎると接種できなくなる人が増えますので，適用には注意が必要です．

"*Red Book*"には予防接種の禁忌の場合と禁忌にならない場合を具体的に示した表があり，大変役に立ちます．それにならって日本での禁忌とそうでない場合とを**表5**にまとめてみましたので，参考にしてください．

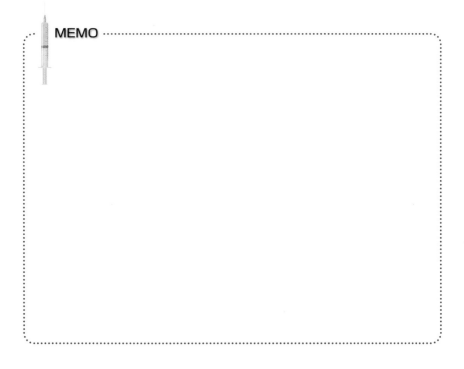

3 ワクチンの接種量

　ワクチンには年齢に応じて接種量を変えるよう指定されているものがあります．**表6**に示す4種類のワクチンが，現行の主な予防接種のなかで年齢により接種量を加減するよう指示されているものです．接種量の誤りはトラブルのもととなることもありますので，間違えないように注意してください．

　DT，日本脳炎，インフルエンザ，B型肝炎の4種類のワクチンのなかで，DTトキソイド（DTワクチン）のみは他と異なり被接種者が年長の場合に接種量を減らします．通常10歳未満の対象者の場合，DTワクチンは0.5 mLを接種しますが，10歳以上になると1/5の量，0.1 mLを接種します．日本脳炎，インフルエンザ，B型肝炎の各ワクチンの場合は逆に，被接種者が年少の場合に量を減らして接種する必要があります．

1) DT ワクチンの接種量

　DTワクチンの接種量を10歳以上で減らす理由は，ジフテリアトキソイドを年長者に接種した場合，副反応（主に発赤，腫脹，疼痛などの局所反応）が強く出る傾向があるためです．第2期の接種については0.1 mLの接種で全く問題ありません．問題は何らかの理由で学童期またはそれ以降までいっさいDPTワクチン（またはDPT-IPV）を受けていなかった場合です．年長者では，DPT-IPVの代わりにDTワクチンを初回の接種に使用する場合が出てきます．しかしDTワクチンでは局所反応が問題となりますので，10歳以降では本来

表6	年齢に応じて接種量を変える必要のあるワクチン	
ワクチン	年　齢	接種量
DT	10 歳未満 10 歳以上	0.5 mL 0.1 mL
日本脳炎	3 歳未満 3 歳以上	0.25 mL 0.5 mL
インフルエンザ	3 歳未満 3 歳以上	0.25 mL 0.5 mL
B 型肝炎	10 歳未満 10 歳以上	0.25 mL 0.5 mL

の 0.5 mL の接種量を 0.1 mL に減量するよう指示されています．一方，3 回の接種全部（初回 1 回目，2 回目，追加）を 0.1 mL で行うと破傷風トキソイドの抗原量が少なく，効果が十分でなくなる可能性があります．結局，0.1 mL の接種では効果の点で，0.5 mL の接種では副反応の点で問題が残ります．そこで DT ワクチンの添付文書では 1 回目を 0.1 mL で接種し，副反応が強くなければ 2 回目以降の接種で適宜増量するよう指示されています．具体的な接種量は提示されていませんが，1 回目 0.1 mL，2 回目 0.5 mL，追加 0.1 mL といった接種法が考えられます〔「第 1 部　予防接種の準備」の**表 11** 参照（p.65）〕．

　ちなみに DT ワクチンに百日咳ワクチンと不活化ポリオワクチンが加わった DPT-IPV には，年齢による減量についての指示はありません．矛盾する印象も受けますが，これは現在の DPT-IPV がそもそも年長児や成人に接種されることを想定していないためと考えられます．

2）その他のワクチンの接種量

　日本脳炎ワクチンは 3 歳未満では 0.25 mL，3 歳以上では 0.5 mL を接種します（表 6）．またインフルエンザワクチンも 3 歳未満 0.25 mL，3 歳以上 0.5 mL と分けられていますので，接種時に量を間違えないよう注意が必要です．B 型肝炎ワクチンは 10 歳未満では 1 回 0.25 mL，10 歳以上では 1 回 0.5 mL を接種します．

　表 7 に示すワクチンはすべて対象年齢の範囲内では接種量は均一です．年齢によって接種量を変える必要はありません．

　A 型肝炎ワクチンは以前，接種対象が 16 歳以上しか認可されていませんで

表7　接種量の変更がないワクチン

ワクチン	接種量
DPT-IPV	0.5 mL
麻疹風疹	0.5 mL
おたふくかぜ	0.5 mL
水痘	0.5 mL
A 型肝炎	0.5 mL
Hib	0.5 mL
小児用肺炎球菌	0.5 mL
ヒトパピローマウイルス	0.5 mL

したが，2013（平成 25）年 4 月より小児も接種対象に含められるようになりました．添付文書上の年齢の下限は記載されなくなりましたが，アメリカや WHO では 1 歳以上に推奨しています．食生活の状況を考えても 1 歳未満の A 型肝炎感染リスクは低いと考えられますので，海外渡航者などに日本で接種する場合も小児は 1 歳以上を対象として考えてよいと思います．

　A 型肝炎ワクチンの接種量は成人も小児も 1 回 0.5 mL です．B 型肝炎ワクチンのように小児で減量して接種したりしないでください．以前わが国で実施された臨床試験で小児を 1 回 0.5 mL で接種した場合と 1 回 0.25 mL で接種した場合を比較し，抗体上昇は 1 回 0.5 mL で接種したほうが優れ，副反応の出現率には有意差がなかったことが報告されています[4]．

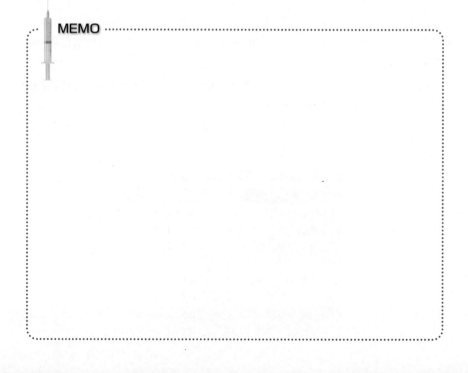

MEMO

4 ワクチンの接種法

1) ワクチンの種類と接種法

　ここではワクチンの接種法について述べます．表8にワクチンの接種法を日本とアメリカで対比して示しました[5]．

　BCGワクチンはワクチンのタイプが特別なため，これを除いて比較すると，日本ではヒトパピローマウイルスワクチンを除きすべて(10種類)が皮下注射〔または皮下注射(皮下注)か筋肉内注射(筋注)〕となっています．一方，アメリカではMMRワクチン，日本脳炎ワクチン，おたふくかぜワクチン，水痘ワクチンの4種類が皮下注，DTPワクチン，IPV，インフルエンザワクチン，A型肝炎ワクチン，B型肝炎ワクチン，Hibワクチン，小児用肺炎球菌ワクチン，ヒトパピローマウイルスワクチンの8種類が筋注となっています．

　アメリカのワクチンの接種法をよくみてみると，生ワクチンは皮下注，不活化ワクチンは筋注とはっきり分かれているのがわかります．日本の場合は生ワクチンだけでなく不活化ワクチンも含めほとんどすべてが皮下注になっています．アメリカで不活化ワクチンの場合に筋注が好まれる理由は2つ考えられます．1つはワクチンの免疫効果を高めるため，もう1つはワクチンの副反応を

表8 ワクチンの接種法

ワクチン	接種法(日本)	接種法(アメリカ)
BCG	経皮	皮内
DPT-IPV/DTP，IPV	皮下注	筋注
MR/MMR	皮下注	皮下注
日本脳炎	皮下注	皮下注
おたふくかぜ	皮下注	皮下注
水痘	皮下注	皮下注
インフルエンザ	皮下注	筋注
A型肝炎	皮下注，筋注	筋注
B型肝炎	皮下注，筋注	筋注
Hib	皮下注	筋注
小児用肺炎球菌	皮下注	筋注
ヒトパピローマウイルス	筋注	筋注

軽減するためです.

　不活化ワクチンは接種後ワクチン関連の病原体成分が体内で増殖することが全くありません. 接種したときの抗原量がすべてですので, 1回の接種量のなかに最大限の抗原量が詰め込まれがちですし, 接種する場所は免疫刺激が最も効率よく行われる場所が選ばれます. 皮下注と筋注を比べた場合, 免疫に関与する樹状細胞やマクロファージ, 各種リンパ球が豊富に存在するのは血流が盛んな筋組織で, ここへの接種で最も効率よく免疫系を刺激できるものと考えられます. 不活化ワクチンの接種部位で皮下注ではなく筋注を選ぶということは, ワクチンの効果の面で十分意味のあることといえます.

　不活化ワクチンは生ワクチンと比べ一般に組織への刺激が強い傾向があり, 特に不活化ワクチンのみに添加されることがあるアジュバントを含むワクチンは接種部位に対する刺激が強いことが知られています. このようなワクチンを皮下または皮内に注射すると, 局所の刺激, 炎症, 結節形成や壊死の危険があると"Red Book"には説明されています[5].

　DPT-IPVやHibワクチン, 小児用肺炎球菌ワクチン, ヒトパピローマウイルスワクチンは日本で使用されているワクチンにもアジュバントが含まれていますが, ヒトパピローマウイルスワクチン以外は日本では皮下注で接種するよう指定されています. そしてこれらのワクチンは接種部位の発赤や結節形成などの副反応にしばしば遭遇します. このような反応を避けるため, ガイドラインでは「前回の接種で局所反応が出現した場合, 次回からの接種は, なるべく皮下深く接種する」と勧めています[6]. 筆者もこの「なるべく皮下深く（筋注に近く）接種する」という対処法は妥当と考えています.

　B型肝炎ワクチンもアジュバントを含有していますので, 投与法は皮下注または筋注となる場合（10歳以上）は, 上記と同じ理由で筋注で行うほうがよいと考えます. A型肝炎ワクチンは日本で使用されているものはアジュバントを含んでいません. しかしワクチンの効果の面も併せて考えると, やはり皮下注より筋注を選ぶのがよいと考えます.

2) 皮下注射の方法

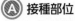 接種部位

　通常上腕伸側の下1/3付近で行います（図2）. 2～3か月以内に予防接種などの注射を受けている場合は, 可能であれば反対側の腕を選びます.

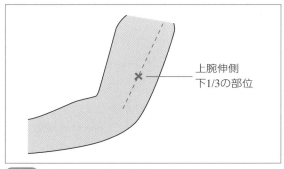

上腕伸側
下1/3の部位

図2　皮下注射の接種部位

Ⓑ 接種法

　針の太さは 23 〜 26 G の間で，長さは通常のものまたは短いものどちらも使用可能です．児をしっかり固定し，皮膚をアルコール綿で消毒した後に皮膚を皮下組織と一緒につまみ，そこを 45°の角度で穿刺しワクチンを注射します．注射後は注射部位をアルコール綿でしばらく押さえ，止血したのを確認して終了します．

3）筋肉内注射の方法

Ⓐ 接種部位

　新生児および乳児（1 歳未満）の場合，筋肉内注射を行ううえで最も安全な場所は大腿外側広筋と考えられています．これは大腿の前外側部で，上前腸骨棘と膝蓋骨を結ぶ線の中点付近で，そのやや外側（腓側）寄りになります（図3）．この場合，内側（脛側）に片寄ると血管や神経の損傷のおそれがあるので注意する必要があります．新生児については日本小児科学会新生児委員会からの参考意見として，これ以外の場所での筋肉内注射を避けるよう声明が出されています[7]．乳児もこれに準じて考えてよいものと思われます．1 歳以降の児に対する筋肉内注射は上腕三角筋中央，または上記の大腿外側広筋に接種します．2 〜 3 か月以内に予防接種などの注射を受けている場合は，可能であれば反対側の腕または足を選びます．

Ⓑ 接種法

　針は 23 〜 25 G の間で通常の長さのものを選びます．児をしっかり固定し，

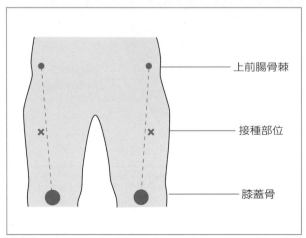

上前腸骨棘

接種部位

膝蓋骨

> 図3　筋肉内注射の接種部位（大腿外側広筋）

皮膚をアルコール綿で消毒した後に 90°の角度で穿刺し，皮下から筋肉まで針
を進めワクチンを注射します．針を抜いた後は，アルコール綿でしばらく押さ
え，止血したのを確認して終了します．

4) 同時接種

　2種類以上のワクチンを同時に接種することは可能です．ワクチンは，日を
替えて接種する場合はある程度の間隔を置かないとワクチンの効果に問題を生
じることがありますが，同時に何種類か接種する場合は免疫獲得に関しての問
題はありません．現在日本では DPT-IPV がジフテリア，百日咳，破傷風，不
活化ポリオの混合ワクチンとして，また MR ワクチンが麻疹，風疹の混合ワ
クチンとして製造されています．これら以外のワクチンはそれぞれ単味のワク
チンとして準備されています．ガイドラインでは，「2種類以上の予防接種を同
時に同一の接種対象者に対して行う同時接種は，医師が特に必要と認めた場合
に行うことができる」ことになっています．以前は日本で接種可能なワクチン
の種類が少なく必要性もなかったため，ワクチン接種で同時接種が行われるこ
とはほとんどありませんでした．しかし 2009 年以降，乳児期早期に接種が必
要なワクチンの種類が飛躍的に増加してきたため，同時接種を取り入れないと
接種スケジュールがどんどん遅れる状況が出現し，最近はワクチン接種が同時
接種で行われることが増えてきました．

　以下は"*Red Book*"における同時接種の考え方と注意事項です．参考にしてください．

(1)DPT，MMR，ポリオを含む大部分のワクチンは同時接種のために効果や副反応の発生率が単独接種に比べ増減することはない．

(2)予防接種のため今後も来院することがなさそうな親子にたまたま接種する機会を得た場合は，その年齢までに済ませておくべきワクチンをすべて同時にその場で接種することを勧める．

ワクチンの混合

　同時接種の際に異なるワクチンを1本の注射器で吸って混合し接種することについては，そのような行為をあらかじめ認めているワクチンに限るべきであるとされています[8]．日本で製造されているワクチンでこれが認められているワクチンはありません．したがって同時接種を行う場合にはすべて別々の注射器で接種するのが妥当と考えられます．

5) 接種時の痛みを軽減する方法

　"*Red Book*"には接種時の痛みを軽減させるのに有効な方法として，接種直前に接種予定部位を10秒間，指などを使って圧迫した後に接種する方法が有効と紹介されています[9]．筆者も試してみましたが，確実ではないものの意外と有効例が多く，ちょっと余計に時間はかかるものの，他に危険を伴うことも考えられませんので，試みる価値のある方法と考えています．

6) 接種部位を接種後に揉むことについて

　以前はワクチン接種後に必ず接種部位を揉むように指導されていましたが，現在のガイドラインでは特に指定されていません．接種後に揉んだほうがよいのか，揉まないほうがよいのか，これに答えるデータはこれまでのところほとんどありません．現時点では「揉む必要はない」という立場で接種が行われることが多いようです．

5 予防接種時に起こりやすいエラーと対策

予防接種は一般外来と比べ，単純作業的であることと短時間で多人数の接種を行う場合が多いことから，医療のなかでもエラーの起こりやすい業務の1つとなっています．個々のエラーは重大な結果に結びつかないものが大部分です．しかし重大でないエラーもたくさん起こっていると，そのなかからいくつかの重大なエラーが起こる可能性が出てきます〔Heinrich（ハインリッヒ）の法則〕．また，エラー自体が有害事象に結びつかなくても，エラーの発生により患者と医療従事者間の信頼関係が損なわれる可能性があります．エラーは具体的な対策を立てることにより確実に減らせるものです．起こりやすいエラーを認識し，具体的な対策を立てることにより，エラーの起こりにくい予防接種外来を構築してください．

1) 予防接種時のエラー

予防接種時に起こりやすいエラーを**表9**にまとめました．

Ⓐ 接種量のエラー

接種量のエラーには，量を規定より少なく接種する場合，多く接種する場合の両方がみられます．いずれも年齢により接種量が変わるワクチン（日本脳炎ワクチン，インフルエンザワクチン，B型肝炎ワクチンなど）でみられます．予約時と接種当日で年齢が変わった場合などでエラーが起こりやすいようです．

表9 予防接種時に多くみられるエラー

1) 接種量
2) 接種回数
3) ワクチン種類取り違え
4) 空シリンジ使用
5) 禁忌の接種
6) 期限切れ

Ⓑ 接種回数のエラー

接種回数のエラーでは，その多くは過剰な接種です．前回接種時の母子健康手帳上の記載漏れが誘因となっていることが多いようです．外国から日本に移住してきた小児の場合は，ワクチンの名称の違いから過剰接種につながる場合もあります．日本脳炎ワクチンは中国では乙型脳苗ワクチンとよばれる場合があり，保護者が別物と思い込んでいることがあります．また保護者が MMR ワクチンと麻疹ワクチンを全く違うものと思い込んでいる場合もあります．

Ⓒ ワクチン種類取り違えのエラー

接種するワクチンの種類の取り違えは様々な場面で生じます．以前は麻疹ワクチンと風疹ワクチンは名称がきわめて類似しているため，取り違えが時々起こっていました．DPT ワクチンと DT ワクチンも同様です．兄弟で別のワクチンを同じ日に接種する場合に，一緒に準備しておいて逆に接種してしまう場合があります．また，これ以外でもいくつかの種類のワクチンをあらかじめシリンジに吸って用意している場合には，接種を受ける人の順番が入れ替わったりシリンジを取り違えたりといったことから種類の取り違えが起きています．

Ⓓ 空シリンジ使用のエラー

空シリンジの使用は意外と多く起こっています．ワクチン充填前の空シリンジを刺してしまう場合と，接種後の空シリンジを刺してしまう場合の両方があります．接種後の空シリンジを刺すエラーは，接種済みの空シリンジを机の上や接種前の空シリンジと同じトレイに戻した場合に起こります．血液を介して感染する B 型肝炎などの感染の危険も出てきますので，このエラーは大きな問題となります．

Ⓔ 禁忌の接種のエラー

禁忌の接種に関しては，妊婦に対する接種が問題となることがあります．妊娠の初期は本人すら自覚を持っていない場合があります．妊娠可能な年齢の女性に予防接種を行う場合は，必ず最終月経を確認することが大切です．月経に遅れがみられる場合は妊娠の可能性を考え，少なくとも生ワクチンに関しては接種を見合わせるのがよいと思います．

表10　予防接種時のエラーの誘因

1) 兄弟の同時受診
2) 受診者数が多く，忙しい
3) 一度に多くの種類のワクチン接種を行う
4) 予防接種は単純作業的
5) 接種作業の分業化
6) 慣れないスタッフ(リリーフ，学生実習)

(F) 期限切れのワクチンを接種するエラー

　有効期限の切れたワクチンを接種するエラーも時々みられます．病院などで，接種する人と薬剤の管理をする人とが分かれている場合は，かえって有効期限の確認が他人任せとなり，エラーが起こりやすいようです．

2) エラーが起こる背景

　予防接種時にエラーが起こる場合には，原因とは別に起こりやすくする背景があります．いくつか考えられる背景を表10に示します．

　兄弟に対して同じ日に接種することは日常よく経験しますが，このときにエラーがしばしば起こります．直前になって接種の順番が入れ替わったりすると種類を取り違えるエラーにつながることがあります．予防接種の受診者が多い場合，一度に多くの種類のワクチンを接種する場合，接種をスタッフ間で分業で行っている場合，学生実習など慣れないスタッフが参加している場合などはいずれもエラーが起こりやすくなります．

3) エラーを減らすための対策

　ただ「間違えないように注意深く接種するように」と唱えているだけでは役に立たず，エラーの頻度もこれだけでは減らないのが普通です．人間が一度に注意できる対象の数には限度があり，注意の対象が増えれば増えるほど注意が散漫になります．予防接種の場合は注意の対象が多数あるため，「気をつけなさい」だけでエラーを減らすことは不可能です．予防接種のシステム自体を見直し，間違えようと思っても間違えられないようなシステムを構築することがエラーの低減に最も有効に機能します．

　人間は色に対する感覚は鋭敏で，色分けによる識別法では通常の言葉による識別と比べ，より多くの対象を正確に区別できるようになります．WHO の推

表11 ワクチンの色分け法

ワクチン	色
Hib	若竹色
小児用肺炎球菌	紺色
DPT-IPV	ベージュ
DPT	黄色
DT	若草色
破傷風	緑色
不活化ポリオ	白色
BCG	青色
麻疹風疹	白茶色
麻疹	オレンジ色
風疹	桃色
水痘	赤色
おたふくかぜ	紺色
日本脳炎	藤色
インフルエンザ	水色
2価ヒトパピローマウイルス	オレンジ色
4価ヒトパピローマウイルス	クールグリーン
9価ヒトパピローマウイルス	ブラウン
23価肺炎球菌莢膜ポリサッカライド	濃い紫色
1価ロタウイルス	青緑
5価ロタウイルス	紫

奨をもとに予防接種ガイドラインでは，ワクチンのラベルの色と問診票の色を**表11**のように統一するよう提案しています．ワクチンの包装なども現在はこれらの色に統一されてきていて，エラー防止に役立っています．多くの予防接種者で外来が混雑する場合には，それぞれ同じ色でワクチンの種類を示す札やシールを作製し，接種者に付けてもらうとエラーの予防に役立ちます．

　最近，DPT-IPVやインフルエンザワクチン，Hibワクチン，小児用肺炎球菌ワクチン，ヒトパピローマウイルスワクチン，B型肝炎ワクチンなど，いくつかのワクチンで，あらかじめシリンジに吸った形で供給されるワクチンが出てきています．これらのワクチンではシリンジにも**表11**に準じたワクチン固有の色をつけてあります．このようなワクチンは準備の手間も省けますが，それ以上にシリンジに詰める際の種類の間違いや，接種時の取り違えのエラーを防止するのにきわめて有効です．エラー防止の観点からもシリンジタイプのワク

チンは今後普及していくことが望ましいと思います.

　接種を行う場合には必ず使用済みシリンジの廃棄場所を設けることがエラーの防止に有用です.ごみ箱のような形のものが最もよいと思います.接種済みシリンジはその場でこの廃棄場所に入れるようにすれば,ぼんやりしていても決してそこから次に接種するシリンジを取り出すことはなくなるでしょう.ごみ箱でなければ,膿盆のような,普段は決して清潔なものを置くはずのないものが適当です.

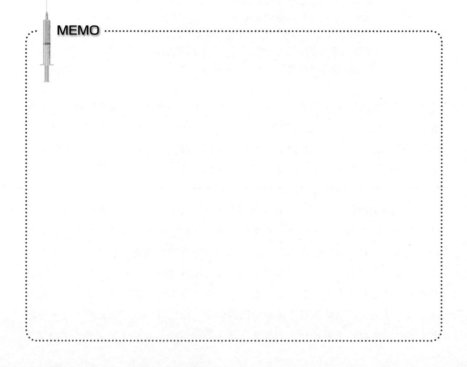

MEMO

6　アナフィラキシーと処置

　予防接種時のアナフィラキシーとは，接種後短時間(多くは 30 分以内)に起こる全身性のアレルギー反応です．循環系の虚脱(血圧の低下，ショック)と気道浮腫に伴う気道閉塞(気管支喘息発作様)が主な症状です．大変危険な状態ですので，迅速な対応が必要です．ただアナフィラキシーのときに緊急に行う処置はほぼ決まっていますので，日頃から器材や薬液をそろえて準備していると，いざというときに慌てずにすみます．余裕をもってアナフィラキシーに対処するためには，早期に発見し早期に治療を開始することを心がけるのが大切なことだと思います．

1) 早期に診断するために

　アナフィラキシーを発症したときに医療機関を離れていると発見や処置に余分な時間がかかります．接種後 30 分までは医療機関内に留まっているのが理想的です．接種者全員に 30 分待たせることができない場合は，少なくともアレルギーの既往などのある者だけでも 30 分間外来で待ってもらうようにするとよいでしょう．

　早期に診断するためにはアナフィラキシーの症状，なかでも初期の症状を熟知しておくことも重要です．**表 12** にアナフィラキシーの初期症状をまとめました．予防接種後にこの**表 12** にある症状が 1 つでも出てきたら，アナフィラキシーを予測し直ちに治療の準備を始めてください．重症のアナフィラキシーの場合は，この後に短時間のうちに他の初期症状も出現し，喘鳴，咳嗽，呼吸困難，意識障害といった進行したアナフィラキシーの症状も間もなく出てきます．状況からアナフィラキシーを確信した段階で，直ちに治療に入ります．

表12　アナフィラキシーの初期症状

臓　器	症　状
全身症状	無気力，不機嫌，不穏
皮膚	発汗，四肢冷感，浮腫，じんま疹，皮膚紅潮
消化器	悪心，嘔吐，腹痛
循環器	頻脈

表13 アナフィラキシーの初期治療

治　療		投与量	例
アドレナリン筋注	10倍希釈ボスミン® （ボスミン®1 mL ＋生理食塩水9 mL）	0.1 mL /kg	体重10kg：1 mL 体重20kg：2 mL 体重30kg：3 mL
酸素投与（気道確保）	酸素マスク アンビューバッグで換気 気管内挿管		
ステロイド薬投与	ソル・コーテフ® （筋注または静注）	5 ～ 10mg /kg	体重10kg：100mg × 1本 体重20kg：100mg × 2本 体重30kg：250mg × 1本
輸液	ソリタ®-T1		

2) 治療

　アナフィラキシーの初期治療を**表13**にまとめました．これだけの治療を短時間で行う必要があります．日常的には使わないものも多いので，使用薬品や道具をトレイにそろえて常備しておくと探す時間が省けます．薬品の使用量もコピーしてトレイに貼っておくと便利です．

　酸素投与とボスミン®筋注を最初に行います．人手があれば1人が酸素投与を始め，1人がボスミン®の希釈液をつくり筋肉内注射します．人手が十分であれば，この後に点滴の準備ができたら輸液路を確保し，そこからソル・コーテフ®を静注します．輸液は全開で開始し，血圧を確認しながら速度を調整します．輸液路の確保が困難な場合はソル・コーテフ®を筋注します．

　人手が少ない場合は，上記の処置をすべて短時間で完了するのは困難です．特に血圧低下時の輸液路確保はきわめて困難です．そのようなときは少人数でも確実に実施できるボスミン®筋注と酸素投与を行い，改善のないときは病院小児科に搬送してください．

　アナフィラキシー発生時の対応策について，日本小児科学会の予防接種委員会から詳細な提言が出されています[10]ので，一度目を通しておくとよいでしょう．

7　ワクチン接種後の注意

ワクチン接種後の一般的な注意は表 14 の通りです.

1) 有害事象の出現に注意する

　不活化ワクチンの接種後 24 時間以内, 生ワクチンの接種後 3 週間以内は有害事象が出現する可能性がありますので, 保護者に注意してもらいます. 有害事象についての詳細は「⑧　ワクチン接種後の有害事象」の項(p.125)を参照してください.

2) 入浴は可

　入浴に関しては, 以前は接種当日は避けるようにいわれていました. 1994(平成 6)年の予防接種法の改正以後は接種当日の入浴制限はなくなりました. しかし予防接種の場では, 「今日お風呂に入ってもよいですか?」というのは今でもよく受ける質問の 1 つですので覚えておいてください.

　以前入浴制限をしていた理由は, 接種部位からの感染の危険を考えて[11]ということのようですが, 現在はこのようなリスクは無視してかまわないでしょう.

3) 過激な運動, 深酒は避ける

　大人が予防接種を受けることもありますので"深酒"という言葉も入っていますが, 小児に関係の深いのはもちろん"過激な運動"のほうです. これも接種後によく質問されます. 避ける期間はガイドラインでは接種後 24 時間ということになっています. また避ける理由は運動や深酒自体で体調の変化をきたすおそれがあるためとされています. 言い換えれば何か体調の変化が起こった場合, それが予防接種が原因か, 過激な運動などが原因か判別できなくなるおそれが

表14　ワクチン接種後の一般的注意

1) 有害事象の出現に注意する
2) 入浴は可
3) 過激な運動, 深酒は避ける

あるためです.

　接種当日は学校の運動部の激しい練習などはお休みしてもらうのがよいと思います. 今日1日だけと言えばたいていは納得してもらえるでしょう. 一方, 幼児の公園でのお遊びなどは制限しなくてよいでしょう.

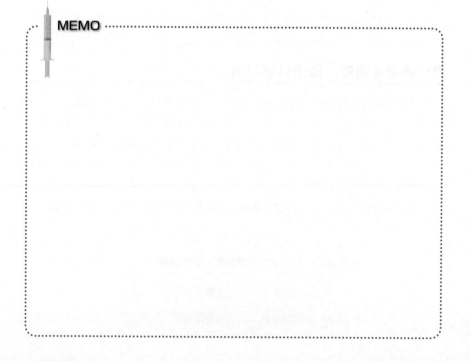

MEMO

8 ## ワクチン接種後の有害事象

1) 有害事象とは？

　予防接種の目的は生体の免疫系に働きかけて，病原体に対する免疫をつくらせることにあります．このためにワクチンのなかには弱毒化されたウイルス，細菌，もしくはこれらから抽出された成分が含まれ，接種されたときに抗原として働きます．これらの菌体または抽出物は生体にとっては異物（病原体情報）として働きます．もし異物ととらえられなかったら免疫反応も起こるはずがありません．異物である以上，免疫反応以外の生体反応が起こる可能性も当然あります．

　予防接種の価値は自然に感染症に罹患した場合の症状に比べ，接種したあとにみられる有害事象のほうが軽微に済むというところにあります．対象となる疾患が重篤であればあるほど，軽微な有害事象は相対的に軽視できるようになります．一方，接種後の重篤な有害事象が起こる頻度が高くなれば，予防接種を行うことのほうが問題となり，なかには予防接種が中止される場合も出てきます．

　予防接種後の有害事象のなかで，軽微な有害事象と重篤な有害事象は，はっきり区別して考えるべきだと思います．重篤な有害事象の頻度はまれであるべきで，そうでないと予防接種のメリットが失われます．一方，生命に危険を及ぼすことがなく後遺症も伴わない軽微な有害事象は，現状ではやむを得ないものです．DPT-IPV 接種後の接種局所における軽い腫脹など，頻度の高いものは普通に起こることとして捉えて，対処法をあらかじめ提示しておくことがよいと思います．

　そもそもワクチン接種後の有害事象とは，接種後一定期間内（例えば48 時間以内）に発生した「悪い出来事すべて」を集計したものです．そのなかにはワクチン接種が原因となって引き起こされた出来事（「真の副反応」ともよばれます）と，接種後に偶然発生した出来事（「紛れ込み」ともよばれます）の両方が含まれています．しかし局所反応など一部を除き，ほとんどの有害事象はそれがワクチン接種が原因となって起きたものなのか偶然発生したものなのか，科学的に区別することが不可能なのが現状です．

　なおここでいう「接種後の有害事象」は英語の"adverse events following immunization"の訳ですが，一般に使われる「副反応」も同じくこの訳として使われています．しかし「副」という漢字には「主となるものにつきそって，その助けとなること」というニュアンスがあり，「副反応」という用語は「予防接種が原因となって起きた反応」という因果関係を暗示させ不適切です．本来の意味を誤解させますので「副反応」という言葉には注意が必要です．「真の副反応」以外の意味では「接種後の有害事象」ないしは「接種後に起きた悪い出来事」といった言葉で表現するのが誤解を招かずよいと思います．本書のなかでは意識して「副反応」という用語の使用を避け，その代わりに「（接種後の）有害事象」を使うようにしました．

　接種後の有害事象が問題となったときの調査後の報告で，「因果関係に関しては否定も肯定もできない」といったコメントによく遭遇します．何だか煮え切らない思いを抱かれている方も多いと思います．しかしこれは前記のような背景があるからで，科学的にはこれが最も正確な表現です．現在の科学の力には限界があり，ワクチンや免疫に関しても解明されていないことはまだたくさんあります．また，ヒトを対象とした臨床試験は倫理的制約があり，このため解明したくてもできないこともたくさんあります．さらにまれな有害事象では規模上（参加人数）の限界などから，重篤なものを含め多くの有害事象はワクチンとの因果関係の実証はできていません．そのような事情ですので，ワクチン接種後の有害事象といわれているもののなかには，現在は解明されていないものの，ワクチン接種と無関係のものもまだまだ含まれている可能性があるという認識をぜひ持ち続けて下さい．

2) 有害事象の種類と頻度

　ワクチンの添付文書をもとにワクチン接種後の有害事象を**表15**にまとめました．有害事象は，①局所反応，②過敏症状，③アナフィラキシー，④血小板減少性紫斑病（TP），⑤急性散在性脳脊髄炎（ADEM），ギラン・バレー症候群（GBS），⑥脳炎・脳症，けいれん，⑦その他，の7つに分類し，比較的軽微な有害事象は白丸，重篤と考えられる有害事象は黒丸で示しました．

Ⓐ 局所反応

　接種部位の発赤，腫脹，疼痛，硬結などです．接種後の有害事象のなかでは

表15 ワクチン接種後の有害事象

症状	有害事象						
	局所反応*1	過敏症状*1	アナフィラキシー*2	TP*3	ADEM*4, GBS*5	脳炎・脳症, けいれん	その他
	発赤 腫脹 疼痛 水疱 硬結 瘙痒 発熱	発疹 紅斑 じんま疹 瘙痒 発熱	不穏 発汗 浮腫 じんま疹 皮膚紅潮 嘔吐 腹痛	紫斑 鼻出血	発熱 頭痛 けいれん 運動障害 意識障害		各ワクチン 固有の 有害事象
不活化ワクチン Hib	○	○	●	●		●	
小児用肺炎球菌	○	○	●	●		●	
B型肝炎	○	○	●		●		
DPT-IPV	○	○	●			●	
DT	○	○	●				
不活化ポリオ	○	○	●			●	
インフルエンザ	○	○	●	●	●	●	○●*6
日本脳炎	○	○	●		●	●	
ヒトパピローマウイルス	○	○	●				○●*7
A型肝炎	○	○					
23価成人用肺炎球菌	○		●		●		●*8
生ワクチン ロタウイルス		○					
BCG	○						○*9 ●*10
麻疹風疹	○	○	●	●	●	●	○*11
おたふくかぜ	○	○	●	●	●	●	●*12
水痘	○	○	●		●		○*13

○：軽微な有害事象, ●：重篤な有害事象, ○●：軽微なものと重篤なもの両方含む.
TP：thrombocytopenic purpura, ADEM：acute disseminated encephalomyelitis, GBS：Guillain-Barré syndrome
*1：通常, 接種後2日以内に発症する.
*2：通常, 接種後1時間以内に発症する.
*3：血小板減少性紫斑病(数日ないし3週間頃)
*4：急性散在性脳脊髄炎(数日ないし2週間以内)
*5：ギラン・バレー症候群
*6：喘息発作, 肝機能障害, 血管炎, 間質性肺炎, Stevens-Johnson症候群, ネフローゼ症候群
*7：失神・血管迷走神経反射, 四肢痛, 疼痛または運動障害を中心とする多様な症状
*8：蜂巣炎(接種局所)
*9：痂皮形成, 膿疱, 腋窩リンパ節腫脹(4～6週間後)
*10：骨炎, 皮膚結核様病変, 全身播種性BCG感染症
*11：発疹, リンパ節腫脹, 関節痛
*12：無菌性髄膜炎, 難聴, 精巣炎
*13：丘疹, 水疱性発疹

表16 ワクチン別副反応報告数（文献 12）より引用）

ワクチン	副反応件数	死亡	アナフィラキシー	けいれん	その他
DPT·DT	183	5	0	7	血小板減少性紫斑病 2
MR	95	0	8	4	脳炎・脳症 3，ADEM 1，血小板減少性紫斑病 5
日本脳炎	146	0	2	13	脳炎・脳症 2，ADEM 7，ギラン・バレー症候群 2
BCG	94	2	0	0	骨炎 7，皮膚結核 21，全身性播種性 BCG 感染症 1
インフルエンザ	110	8	5	2	

2011 年 4 月〜 2012 年 3 月

　頻度の高いものです．不活化ワクチンでも生ワクチンでも発症しますが，不活化ワクチンのほうが多くみられる傾向があります．これは，不活化ワクチンでは生ワクチンのように増殖力のある弱毒化された病原体を注射する代わりに，菌体から抽出された生ワクチンと比べより大量の抗原物質などを局所に接種するので，刺激が比較的強く局所反応の頻度も高くなりがちなためと考えられます．局所の炎症反応に付随した形の発熱がみられることもあります．

Ⓑ 過敏症状

　全身のじんま疹や発疹，発熱などがみられます．ワクチンの成分に対する遅延型アレルギー反応が原因と考えられます．不活化ワクチンと生ワクチンの両者でみられます．一般に局所反応より頻度は低く，後遺症などの心配もなく，症状自体は比較的軽微と考えてよいものです．

Ⓒ アナフィラキシー

　ワクチンの成分に対する即時型アレルギー反応で，生命の危険も考えられる重篤な副反応です．不活化ワクチンと生ワクチンの両者でみられます．
　頻度はまれです．**表 16** は 2011（平成 23）年 4 月から 1 年間のワクチン別の副反応の全国集計です[12]．

Ⓓ 血小板減少性紫斑病

　以前に血小板減少性紫斑病を発症したことがある場合，予防接種により再び発症する危険が高くなるといわれています[13]（MMR ワクチンの場合）．しかし，

このような既往のある人は自然感染した場合にも同様の危険があるため，一般には接種を受けたほうがよいと考えられます．血小板減少によって起こる出血は生命の危険も考えられる重篤な有害事象ですが，実際の予防接種後の有害事象としての血小板減少症での死亡例の報告はないとのことです[13]．ワクチン接種後の血小板減少性紫斑病の発症頻度は接種者 100 万人に 1 人くらいです．

Ⓔ 急性散在性脳脊髄炎 (ADEM)

自己免疫的機序によって発症すると考えられる，中枢神経系の多発性散在性病変をきたす疾患です[14]．現行のワクチンでは日本脳炎ワクチンとインフルエンザワクチン，B 型肝炎ワクチンで記載されていますが，発症はまれです．診断には MRI が有用です．

ギラン・バレー症候群 (Guillain-Barré syndrome：GBS) は前述の ADEM と同様，先行感染後の自己免疫機序からの発症の可能性が考えられる予後良好な急性多発性神経根炎で，多くは 1 年以内に徐々に回復します．ワクチン接種後の発症が報告されることがありますが，頻度はまれです．

Ⓕ 脳炎・脳症

頻度としてはまれですが，死亡や後遺症の可能性もある重篤な有害事象です．なかには予防接種との因果関係が判別困難な場合もありますが，統計上はすべて"副反応"として報告するよう定められています．

Ⓖ その他

生ワクチンの場合はワクチンに含まれる弱毒化ウイルスが感染し，本来の疾患より弱めの症状の感染症が有害事象として起こることがあります．この場合には個々のウイルス感染特有の症状がみられます．

3) 有害事象の対処法

有害事象の対処法について，軽微な有害事象を中心に**表 17** にまとめました．基本的には特別なものはなく，通常の対症療法を行います．アナフィラキシーについては「⑥ アナフィラキシーと処置」の項 (p.121) を参照してください．繰り返し接種が必要な予防接種で，じんま疹や全身性発疹などアレルギーの関与が考えられる有害事象が出た場合は，その次の接種をどうするか対処に苦慮し

表17　ワクチン接種後の有害事象とその対策

症　状	対　策
発赤，腫脹，硬結	経過観察，冷湿布
発熱	冷却，解熱薬投与
発疹	経過観察
上腕全体の腫脹（ジフテリア）	冷湿布，ステロイド薬軟膏，抗ヒスタミン薬軟膏
腋窩リンパ節腫脹（BCG）	経過観察，抗結核薬局所塗布
耳下腺腫脹（おたふくかぜ）	経過観察，冷湿布
無菌性髄膜炎（おたふくかぜ）	経過観察，入院
けいれん	抗けいれん薬投与
じんま疹	抗ヒスタミン薬投与　抗アレルギー薬投与

ます．以前のガイドラインでは，「以前に予防接種による副反応の既往があれば，同じワクチンは中止または減量する」という指示が記載されていました．アナフィラキシーに限れば現在でも中止が妥当ですが，有害事象全般についての対処法としては大変不適切なものでした．幸いなことに改訂された現在のガイドラインではこの指示はすべて削除されました．アナフィラキシーを除く予防接種後の有害事象既往者に対する接種法は，「注意しながら接種する」ということでよいでしょう．減量接種に関してはすでに根拠もなくなりました．今後は行うべきではないと考えます．

　なお以前のガイドラインには，「保護者の強い希望や接種医に不安がある場合」の試験法として，希釈したワクチン溶液を用いた皮内反応の方法が紹介されていましたが，現在は記載されなくなりました．

9 副反応疑い（有害事象）の報告

　予防接種後の副反応（有害事象）のうち比較的重篤なものやまれなものは報告する義務があります．軽微で頻度の高い副反応については通常報告する必要はありません．以下に報告の必要な場合について述べます．

1）定期の予防接種の場合

　定期接種ワクチンの重篤な副反応疑いの報告は 2013（平成 25）年の予防接種法改正以降に義務化され，以前は市区町村長に提出していたのが，このときから医療機関より厚生労働省あて〔その後，医薬品医療機器総合機構（PMDA）あてに変更〕にファックスで直接送るようになりました．報告用の用紙（図 4）は市区町村から医療機関にあらかじめ配付されますが，厚生労働省のホームページからもダウンロードすることが可能です（http://www.mhlw.go.jp/bunya/kenkou/kekkaku-kansenshou20/hukuhannou_houkoku/index.html）．この用紙に必要事項を記入し，医薬品医療機器総合機構へ FAX（0120-176-146）すれば報告は完了します．あとは厚生労働省と国立感染症研究所と医薬品医療機器総合機構が連携して，集計したり検討を加えたりします．各ワクチンの具体的な報告基準を表 18 にまとめました．当てはまるものがあれば必ず報告して下さい．

2）定期外の予防接種の場合

　定期外の予防接種（任意接種）に関する副反応（有害事象）の情報も，2013（平成 25）年より重篤なものは定期接種ワクチンと同じ報告用紙で同じ場所に医療機関から直接報告するように決まりました．定期外ワクチンの副反応疑いの報告基準を表 19 に示します．

　以前は定期接種と定期外接種で集計する機関が異なり，お互いのデータの比較が困難な状況が続いていました．すべての予防接種の重篤な副反応疑い報告の集計場所が一元化されたことで，ワクチンの副反応（有害事象）を科学的に評価するための基盤が整いました．定期接種ワクチンと定期外接種ワクチンとで報告基準の枠組みが異なる問題がまだ残っていますが，今後これを近づけられればさらに公正な評価システムが完成すると思います．

（別紙様式１）

報告先：（独）医薬品医療機器総合機構
新型コロナワクチン専用FAX番号：0120-011-126
その他ワクチン用FAX番号：0120－176－146

予防接種後副反応疑い報告書

予防接種法上の定期接種・臨時接種、任意接種の別			□定期接種・臨時接種		□任意接種	
患　者 （被接種者）	氏名又はイニシャル（姓・名）	フリガナ （定期・臨時の場合は氏名、任意の場合はイニシャルを記載）	性別	１ 男　２ 女	接種時年齢	歳　月
	住　所	都道府県　区市町村	生年月日	T H S R	年　月　日生	
報 告 者	氏　名	１ 接種者（医師）　２ 接種者（医師以外）　３ 主治医　４ その他（　）				
	医療機関名		電話番号			
	住　所					
接種場所	医療機関名					
	住　所					
ワクチン	ワクチンの種類（②～④は、同時接種したものを記載）	ロット番号	製造販売業者名	接種回数		
	①			① 第　期（　回目）		
	②			② 第　期（　回目）		
	③			③ 第　期（　回目）		
	④			④ 第　期（　回目）		
接種の状況	接 種 日	平成・令和　年　月　日 午前・午後　時　分	出生体重	グラム（患者が乳幼児の場合に記載）		
	接種前の体温	度　分	家族歴			
	予診票での留意点（基礎疾患、アレルギー、最近1ヶ月以内のワクチン接種や病気、服薬中の薬、過去の副作用歴、発育状況等） １ 有→（　） ２ 無					
症　状 の 概 要	症　状	定期接種・臨時接種の場合で次頁の報告基準に該当する場合は、ワクチンごとに該当する症状に○をしてください。 急性散在性脳脊髄炎、ギラン・バレ症候群、血栓症（血栓塞栓症を含む。）（血小板減少症を伴うものに限る。）、心筋炎又は心膜炎に該当する場合は、各調査票を記入のうえ、提出してください。				
		報告基準にない症状の場合又は任意接種の場合（症状名：　）				
	発生日時	平成・令和　年　月　日　午前・午後　時　分				
	本剤との因果関係	１ 関連あり　２ 関連なし　３ 評価不能	他要因（他の疾患等）の可能性の有無	１ 有→（　） ２ 無		
	概要（症状・徴候・臨床経過・診断・検査等）					
	○製造販売業者への情報提供 ： １ 有　２ 無					
症　状 の 程 度	１ 重い →	１ 死亡　２ 障害　３ 死亡につながるおそれ　４ 障害につながるおそれ ５ 入院（病院名：　医師名： 平成・令和　年　月　日 入院 ／ 平成・令和　年　月　日 退院） ６ 上記1～5に準じて重い　７ 後世代における先天性の疾病又は異常				
	２ 重くない					
症　状 の 転 帰	転帰日	平成・令和　年　月　日				
	１ 回復　２ 軽快　３ 未回復　４ 後遺症（症状：　）　５ 死亡　６ 不明					
報告者意見						
報告回数	１ 第1報　２ 第2報　３ 第3報以後					

図４　予防接種後副反応疑い報告書

（次頁へ続く）

（別紙様式1）

対象疾病	症状		発生までの時間	左記の「その他の反応」を選択した場合の症状
ジフテリア 百日せき 急性灰白髄炎 破傷風	1	アナフィラキシー	4時間	左記の「その他の反応」を選択した場合
	2	脳炎・脳症	28日	
	3	けいれん	7日	a 無呼吸
	4	血小板減少性紫斑病	28日	b 気管支けいれん
	5	その他の反応	－	c 急性散在性脳脊髄炎(ADEM)
麻しん 風しん	1	アナフィラキシー	4時間	d 多発性硬化症
	2	急性散在性脳脊髄炎(ADEM)	28日	e 脳炎・脳症
	3	脳炎・脳症	28日	f 脊髄炎
	4	けいれん	21日	g けいれん
	5	血小板減少性紫斑病	28日	h ギラン・バレー症候群
		その他の反応	－	i 視神経炎
日本脳炎	1	アナフィラキシー	4時間	j 顔面神経麻痺
	2	急性散在性脳脊髄炎(ADEM)	28日	k 末梢神経障害
	3	脳炎・脳症	28日	l 知覚異常
	4	けいれん	7日	m 血小板減少性紫斑病
	5	血小板減少性紫斑病	28日	n 血管炎
	6	その他の反応	－	o 肝機能障害
結核(BCG)	1	アナフィラキシー	4時間	p ネフローゼ症候群
	2	全身播種性BCG感染症	1年	q 喘息発作
	3	BCG骨炎(骨髄炎、骨膜炎)	2年	r 間質性肺炎
	4	皮膚結核様病変	3か月	s 皮膚粘膜眼症候群
	5	化膿性リンパ節炎	4か月	t ぶどう膜炎
	6	髄膜炎(BCGによるものに限る。)	－	u 関節炎
	7	その他の反応	－	v 蜂巣炎
Hib感染症 小児の肺炎球菌感染症	1	アナフィラキシー	4時間	w 血管迷走神経反射
	2	けいれん	7日	x n～w以外の場合は前頁の「症状名」に記載
	3	血小板減少性紫斑病	28日	
	4	その他の反応	－	
ヒトパピローマウイルス感染症	1	アナフィラキシー	4時間	
	2	急性散在性脳脊髄炎(ADEM)	28日	
	3	ギラン・バレー症候群	28日	
	4	血小板減少性紫斑病	28日	
	5	血管迷走神経反射(失神を伴うもの)	30分	
	6	疼痛又は運動障害を中心とする多様な症状	－	
	7	その他の反応	－	
水痘	1	アナフィラキシー	4時間	
	2	血小板減少性紫斑病	28日	
	3	無菌性髄膜炎(帯状疱疹を伴うもの)	－	
	4	その他の反応	－	
B型肝炎	1	アナフィラキシー	4時間	
	2	急性散在性脳脊髄炎(ADEM)	28日	
	3	多発性硬化症	28日	
	4	脊髄炎	28日	
	5	ギラン・バレー症候群	28日	
	6	視神経炎	28日	
	7	末梢神経障害	28日	
	8	その他の反応	－	
ロタウイルス感染症	1	アナフィラキシー	4時間	
	2	腸重積症	21日	
	3	その他の反応	－	
インフルエンザ	1	アナフィラキシー	4時間	
	2	急性散在性脳脊髄炎(ADEM)	28日	
	3	脳炎・脳症	28日	
	4	けいれん	7日	
	5	脊髄炎	28日	
	6	ギラン・バレー症候群	28日	
	7	視神経炎	28日	
	8	血小板減少性紫斑病	28日	
	9	血管炎	28日	
	10	肝機能障害	28日	
	11	ネフローゼ症候群	28日	
	12	喘息発作	24時間	
	13	間質性肺炎	28日	
	14	皮膚粘膜眼症候群	28日	
	15	急性汎発性発疹性膿疱症	28日	
	16	その他の反応	－	
高齢者の肺炎球菌感染症	1	アナフィラキシー	4時間	
	2	ギラン・バレー症候群	28日	
	3	血小板減少性紫斑病	28日	
	4	注射部位壊死又は注射部位潰瘍	28日	
	5	蜂巣炎(これに類する症状であって、上腕から前腕に及ぶものを含む。)	7日	
	6	その他の反応	－	
新型コロナウイルス感染症	1	アナフィラキシー	4時間	
	2	血栓症(血栓塞栓症を含む。)(血小板減少症を伴うものに限る。)	28日	
	3	心筋炎	28日	
	4	心膜炎	28日	
	5	熱性けいれん	7日	
	6	その他の反応		

報告基準（該当するものの番号に「○」を記入）

〈注意事項〉
1. 報告に当たっては，記入要領を参考に，記入してください．
2. 必要に応じて，適宜，予診票等，接種時の状況の分かるものを添付してください．
3. 報告書中の「症状名」には，原則として医学的に認められている症状名を記載してください．
4. 報告時点で，記載された症状が未回復である場合には「未回復」の欄に，記載された症状による障害等がある場合には「後遺症」の欄に記載してください．
5. 報告基準にある算用数字を付している症状については，「その他の反応」を除き，それぞれ定められている時間までに発症した場合は，因果関係の有無を問わず，国に報告することが予防接種法等で義務付けられています．
6. 報告基準中の「その他の反応」については，①入院，②死亡又は永続的な機能不全に陥る又は陥るおそれがある場合であって，それが予防接種を受けたことによるものと疑われる症状について，報告してください．なお，アルファベットで示した症状で該当するものがある場合には，○で囲んでください．
7. 報告基準中の発生までの時間を超えて発生した場合であっても，それが予防接種を受けたことによるものと疑われる症状については，「その他の反応」として報告してください．その際には，アルファベットで例示した症状で該当するものがある場合には，○で囲んでください．
8. 報告基準は，予防接種後に一定の期間内に現れた症状を報告するためのものであり，予防接種との因果関係や予防接種健康被害救済と直接に結びつくものではありません．
9. 記入欄が不足する場合には，別紙に記載し，報告書に添付してください．
10. 報告された情報については，厚生労働省，国立感染症研究所，独立行政法人医薬品医療機器総合機構で共有します．また，患者(被接種者)氏名，生年月日を除いた情報を，製造販売業者に提供します．報告を行った医療機関等に対し，医薬品医療機器総合機構又は製造販売業者が詳細調査を行う場合があります．
11. 報告された情報については，ワクチンの安全対策の一環として，広く情報を公表することがありますが，その場合には，施設名及び患者のプライバシー等に関する部分は除きます．
12. 患者に予防接種を行った医師等以外の医師等も予防接種を受けたことによるものと疑われる症状を知った場合には報告を行うものとされています．なお，報告いただく場合においては，把握が困難な事項については，記載いただかなくて結構です．
13. ヒトパピローマウイルス感染症の予防接種に関する注意事項は以下のとおりです．
・広範な慢性の疼痛又は運動障害を中心とする多様な症状を呈する患者を診察した際には，ヒトパピローマウイルス感染症の定期の予防接種又は任意接種を受けたかどうかを確認してください．
・ヒトパピローマウイルス感染症の定期接種にあっては，接種後に広範な慢性の疼痛又は運動障害を中心とする多様な症状が発生する場合があるため，これらの症状と接種との関連性を認めた場合，報告してください．
・ヒトパピローマウイルス感染症の任意接種にあっては，接種後に広範な慢性の疼痛又は運動障害を中心とする多様な症状が発生した場合，医薬品，医療機器等の品質，有効性及び安全性の確保等に関する法律第68条の10第2項の規定に基づき，薬局開設者，病院若しくは診療所の開設者又は医師，歯科医師，薬剤師その他の医薬関係者は，速やかに報告してください．
・ヒトパピローマウイルス感染症の定期接種(キャッチアップ接種を含む．)にあっては，交互接種の後に生じたものである場合，別紙様式1「接種の状況」欄に予診票での留意点としてその旨を明記してください．
・ヒトパピローマウイルス感染症のキャッチアップ接種において，過去に接種したヒトパピローマウイルス様粒子ワクチンの種類が不明の場合については，結果として，異なる種類のワクチンが接種される可能性があるため，別紙様式1「接種の状況」欄に予診票での留意点として過去に接種したヒトパピローマウイルス様粒子ワクチンの種類が不明である旨を明記してください．
14. 独立行政法人医薬品医療機器総合機構ウェブサイト上にて報告に係る記入要領を示しているため，報告にあたっては参照してください．
15. 新型コロナワクチンについては，これまでワクチン接種との因果関係が示されていない症状も含め，幅広く評価を行っていく必要があることから，当面の間，以下の症状につい

ては規定による副反応疑い報告を積極的に検討するとともに，これら以外の症状についても必要に応じて報告を検討してください．

けいれん（ただし，熱性けいれんを除く．），ギラン・バレ症候群，急性散在性脳脊髄炎（ADEM），血小板減少性紫斑病，血管炎，無菌性髄膜炎，脳炎・脳症，脊髄炎，関節炎，顔面神経麻痺，血管迷走神経反射（失神を伴うもの）

また，「血栓症（血栓塞栓症を含む．）（血小板減少症を伴うものに限る．）」，心筋炎又は心膜炎について報告する場合には，別紙様式1記入要領別表の記載も踏まえ，別紙様式1に加えて，血栓症（血栓塞栓症を含む．）（血小板減少症を伴うものに限る．）（TTS）調査票，心筋炎調査票又は心膜炎調査票をそれぞれ作成し，報告してください．ただし，心筋炎及び心膜炎がともに疑われる場合には，心筋炎調査票及び心膜炎調査票の両方を作成して報告してください．

なお，独立行政法人医薬品医療機器総合機構ウェブサイト上にて新型コロナワクチンに係る報告の記載例を示しているため，報告にあたっては参照してください．

16. 電子報告システム（報告受付サイト）による報告は，以下の独立行政法人医薬品医療機器総合機構ウェブサイトよりアクセスし，報告を作成，提出してください．

URL：https://www.pmda.go.jp/safety/reports/hcp/0002.html

17. FAX での報告は，独立行政法人医薬品医療機器総合機構の下記宛に送付してください．その際，報告基準に係る表についても，併せて送付してください．

新型コロナワクチン専用 FAX 番号：0120-011-126

その他のワクチン用 FAX 番号：0120-176-146

表18　予防接種後副反応疑いの報告基準(勧奨接種)

副反応	ワクチン 接種後副反応までの時間											
	DPT-IPV	Hib 小児用肺炎球菌	日本脳炎	麻疹風疹	BCG	ヒトパピローマウイルス	水痘	B型肝炎	ロタウイルス	インフルエンザ	高齢者の肺炎球菌感染症	新型コロナウイルス感染症
アナフィラキシー	4時間	4時間	4時間	4時間	4時間	4時間	4時間	4時間	4時間	4時間	4時間	4時間
脳炎・脳症	28日	—	28日	28日	—	—	—	—	—	28日	—	—
けいれん	7日	7日	7日	21日	—	—	—	—	—	7日	—	—
血小板減少性紫斑病	28日	28日	28日	28日	—	28日	28日	—	—	28日	28日	—
無菌性髄膜炎(帯状疱疹を伴うもの)	—	—	—	—	—	—	なし	—	—	—	—	—
急性散在性脳脊髄炎	—	—	28日	28日	—	28日	—	28日	—	28日	—	—
ギラン・バレー症候群	—	—	—	—	—	28日	—	28日	—	28日	28日	—
注射部位壊死または注射部位潰瘍	—	—	—	—	—	—	—	—	—	—	—	—
多発性硬化症	—	—	—	—	—	—	—	28日	—	—	28日	—
脊髄炎	—	—	—	—	—	—	—	28日	—	28日	—	—
視神経炎	—	—	—	—	—	—	—	28日	—	28日	—	—
末梢神経障害	—	—	—	—	—	—	—	28日	—	—	—	—
血管迷走神経反射	—	—	—	—	—	30分	—	—	—	—	—	—
疼痛または運動障害を中心とする多様な症状	—	—	—	—	—	なし	—	—	—	—	—	—
全身播種性BCG感染症	—	—	—	—	1年	—	—	—	—	—	—	—
BCG骨炎	—	—	—	—	2年	—	—	—	—	—	—	—
皮膚結核様病変	—	—	—	—	3か月	—	—	—	—	—	—	—

副反応	ワクチン（接種後副反応までの時間）											
	DPT-IPV	Hib 小児用肺炎球菌	日本脳炎	麻疹風疹	BCG	ヒトパピローマウイルス	水痘	B型肝炎	ロタウイルス	インフルエンザ	高齢者の肺炎球菌感染症	新型コロナウイルス感染症
化膿性リンパ節炎	—	—	—	—	4か月	—	—	—	—	—	—	—
髄膜炎（BCGによるものに限る）	—	—	—	—	なし	—	—	—	—	—	—	—
血管炎	—	—	—	—	—	—	—	—	—	28日	—	—
肝機能障害	—	—	—	—	—	—	—	—	—	28日	—	—
ネフローゼ症候群	—	—	—	—	—	—	—	—	—	28日	—	—
喘息発作	—	—	—	—	—	—	—	—	—	24時間	—	—
間質性肺炎	—	—	—	—	—	—	—	—	—	28日	—	—
皮膚粘膜眼症候群	—	—	—	—	—	—	—	—	—	28日	—	—
急性汎発性発疹性膿疱症	—	—	—	—	—	—	—	—	—	28日	—	—
蜂巣炎	—	—	—	—	—	—	—	—	—	—	7日	—
腸重積症	—	—	—	—	—	—	—	—	21日	—	—	—
血栓症（血栓塞栓症を含む）（血小板減少症を伴うものに限る）	—	—	—	—	—	—	—	—	—	—	—	28日
心筋炎	—	—	—	—	—	—	—	—	—	—	—	28日
心膜炎	—	—	—	—	—	—	—	—	—	—	—	28日
熱性けいれん	—	—	—	—	—	—	—	—	—	—	—	7日
その他の反応	＊	＊	＊	＊	＊	＊	＊	＊	＊	＊	＊	＊

＊その他の反応を選択した場合の選択肢
a. 無呼吸．b. 気管支けいれん．c. 急性散在性脳脊髄炎（ADEM）．d. 多発性硬化症．e. 脳炎・脳症．f. 脊髄炎．g. けいれん．h. ギラン・バレー症候群．i. 視神経炎．j. 顔面神経麻痺．k. 末梢神経障害．l. 知覚異常．m. 血小板減少性紫斑病．n. 血管炎．o. 肝機能障害．p. アナフィラキシー．q. 喘息発作．r. 間質性肺炎．s. 皮膚粘膜眼症候群．t. ぶどう膜炎．u. 関節炎．v. 血管迷走神経反射．w. 血管迷走神経反射．x. a～w 以外の場合は p.132（図4）の症状名に記載

表19　定期外（任意接種）のワクチンの副反応疑い報告基準

① 死亡	③ 死亡につながるおそれのある症例
② 障害	④ 障害につながるおそれのある症例
⑤ 治療のために病院または診療所への入院または入院期間の延長が必要とされる症状（③および④に掲げる症例を除く）	
⑥ ①から⑤までに掲げる症例に準じて重篤である症例	
⑦ 後世代における先天性の疾病または異常	
⑧ 当該医薬品の使用によるものと疑われる感染症による症例等の発生	
⑨ ①から⑧までに示す症例以外で，軽微ではなく，かつ，添付文書等から予測できない未知の症例等の発生	

3）健康被害の救済処置

　健康被害のため必要となった医療費などを支払うための救済処置があります．特に高額の医療費が必要となるような健康被害の場合は忘れずに申請するよう被害を受けた人に指導してください．勧奨接種の場合は市区町村に設置される予防接種健康被害調査委員会が申請先になります．また定期外（任意）接種の場合は医薬品医療機器総合機構が担当します．

Reference

1) 予防接種ガイドライン等検討委員会（編）：4 定期接種の実施—(6)予診票．予防接種ガイドライン 2023 年度版．22-23，予防接種リサーチセンター，2023
2) 予防接種ガイドライン等検討委員会（編）：5 定期接種の対象疾病の概要とワクチンについて（A 類疾病）—(7)麻しん・風しん．予防接種ガイドライン 2023 年度版．88-91，予防接種リサーチセンター，2023
3) 予防接種ガイドライン等検討委員会（編）：4 定期接種の実施について—(8)予診並びに予防接種不適当者及び予防接種要注意者．予防接種ガイドライン 2023 年度版．25-28，予防接種リサーチセンター，2023
4) 白木和夫，他：DCK-171（乾燥組織培養不活性化 A 型肝炎ワクチン）の小児領域第Ⅲ相臨床試験．小児内科 1995；27：313-319
5) 米国小児科学会（編）：ワクチン接種．岡部信彦（監訳），最新感染症ガイド R-Book 2015．26-30，日本小児医事出版社，2016
6) 予防接種ガイドライン等検討委員会（編）：4 定期接種の実施について—(21)副反応（健康被害）と対策．予防接種ガイドライン 2023 年度版．64-68，予防接種リサーチセンター，2023
7) 日本小児科学会新生児委員会：新生児に対する筋肉注射に関する参考意見．日小児会誌 1986；**90**：415

8）Centers for Disease Control and Prevention：Simultaneous and nonsimultaneous administration. In：Epidemiology and Prevention of Vaccine-Preventable Diseases. 14th ed, 10-11, 2021
　　http://www.cdc.gov/vaccines/pubs/pinkbook/index.html

9）米国小児科学会（編）：接種部位の疼痛に対する処置．岡部信彦（監訳），最新感染症ガイド R-Book 2012．23-24，日本小児医事出版社，2013

10）神谷　齊：予防接種委員会から会員各位へのお知らせ．日小児会誌 1996；**100**：1153-1171

11）予防接種ガイドライン等検討委員会（編）：4 定期接種の実施について─（10）接種時の注意．予防接種ガイドライン 2023 年度版．29-33，予防接種リサーチセンター，2023

12）厚生労働省健康局予防接種後副反応・健康状況調査検討会：予防接種後副反応報告書集計報告書平成 23 年度分
　　http://www.mhlw.go.jp/stf/shingi/2r9852000002qfzr-att/2r9852000002qg18.pdf

13）米国小児科学会（編）：麻疹．岡部信彦（監訳），最新感染症ガイド R-Book 2015．535-547，日本小児医事出版社，2016

14）林　北見，大澤真木子：ワクチンと神経合併症．堺　春美（編）：新・予防接種のすべて．425-439，診断と治療社，1997

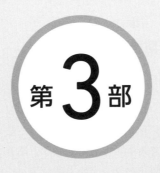

第3部

特殊な状況の予防接種

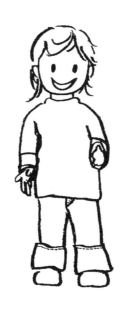

1　早産児の予防接種

　在胎 37 週以前に出生した児を早産児とよび，出生体重が 2,500g 未満の児を低出生体重児とよびます．未熟児新生児医療の進歩により早産児，低出生体重児が無事に育つケースは以前に比べて増えており，このような児に予防接種をする機会は今後も増えてくるものと思われます．早産児や低出生体重児に予防接種をする場合の原則は以下の 2 点となります[1]．

　(1)予防接種の原則は一般の乳児と同じに考えてよい

　(2)ワクチンの接種開始は，暦年齢を適用する

　早産児，低出生体重児に予防接種を行う場合，気になるのは予防接種を開始する年齢と接種量だと思います．予防接種の開始年齢は誕生日から通常通り数えた月齢・年齢で始めます．例えば 32 週で出生した早産児の場合，40 週で生まれたと仮定した場合に比べ約 2 か月早く生まれたことになります．この児が誕生から数えて 3 か月になったときは，40 週で生まれたと仮定すればまだ 1 か月にしかなりません．このような場合も先の考え方をあてはめれば，例えば生後 3 か月で開始する予防接種の場合，40 週で生まれた児も，32 週で生まれた児もそれぞれ誕生日から数えて 3 か月の時点で開始することになります．32 週で生まれた児で，早く生まれた 2 か月分だけ修正して遅らせて開始するといったことは行いません．

　ワクチンの接種量は通常の新生児も早産児，低出生体重児も同じ量(決められた量)で行います．早産児，低出生体重児のなかには 1 歳くらいでも通常の 1 歳児に比べ著しく低体重，低身長の児がいます．一方，一部のワクチン(インフルエンザ，日本脳炎など)では年齢により接種量を変えて接種するものがあります．このようなことから，早産児などに接種する場合，ワクチンの量を減らしたほうがよいのではないかといった考えも出てきそうですが，上記原則(1)の考え方に従えば，このような接種法は不適切と考えられます．実際，ある調査では生下時 1,500 g 未満の児で通常通りの量で予防接種を行った場合，免疫効果が不十分だった[2]ということもあるようです．現在のところ接種量を増やしたほうがよいという結論はまだ出ていませんが，規定通りの量を接種するべきで，ワクチンの効果を考えれば接種量を減らすのは間違いです．

アレルギーがある子どもの予防接種

1) ワクチン成分に対するアレルギーがある場合

　ワクチンに含まれる成分に対しアレルギーがある場合の予防接種は注意して行う必要があります．もしアナフィラキシーが既往としてあれば，その原因となった成分を含むワクチンの接種は禁忌となります．ワクチンに含まれる成分のなかでアレルギーの原因となることがわかっている物質には以下のものがあります（**表1**）．

Ⓐ 卵アレルギー

　鶏卵成分と関係の考えられるワクチンは5種類あります（**表2**）．このうち実際に鶏卵を使用してワクチンを製造しているのは，インフルエンザワクチンと黄熱ワクチンの2種類のみです．黄熱ワクチンは国内では製造販売されていませんし，通常は接種の必要がありません．アフリカや南アメリカなどの海外に行く人だけに必要なワクチンで，輸入品が使われています．

①インフルエンザワクチン

　インフルエンザワクチンの場合は「鶏卵，鶏肉，その他鶏由来のものに対して，アレルギーを呈するおそれのある者」は接種要注意者とされています．卵でアナフィラキシーを発症したことのある場合は禁忌となります．それ以外の卵アレルギーの場合は注意して接種ということになります．

　近年，小児に対するインフルエンザワクチン接種への関心の高まりもあり，卵アレルギーを有する子どもに対してインフルエンザワクチン接種を行う機会も増えています．卵アレルギーを有する者がインフルエンザワクチン接種後にアナフィラキシーを発症することは，他のワクチンと比べ実際には多くはな

表1　現在知られているワクチンの成分に対するアレルギー

1) 鶏卵
2) 水銀（チメロサール）
3) 抗菌薬

表2	鶏卵との関係が考えられるワクチン	
使用されるもの	ワクチン	卵アレルギーとの関係
鶏卵	インフルエンザ，黄熱	あり
ニワトリ胚培養細胞	麻疹，麻疹風疹混合，おたふくかぜ	なし

い[3]ようです．同意が得られる場合は接種を行います．念のため接種後30分間は院内に留まってもらい，経過を観察するようにします．

②麻疹ワクチン，麻疹風疹混合ワクチン，おたふくかぜワクチン

　麻疹ワクチン，麻疹風疹混合ワクチン，おたふくかぜワクチンには，鶏胚から採取された初代培養細胞が使われます．これは鶏卵とはほとんど別物といってよいくらいかけ離れたものです．そのため卵アレルギーの人へも，これらのワクチンを普通に皮内反応なしで接種してよいと考えられています[4]．過去に麻疹ワクチンでみられたアナフィラキシーは当時，卵アレルギーと関係があると考えられていました．しかしその後の研究では，むしろゼラチンアレルギーとの関係が強いものと考えられています[5]．

Ⓑ 水銀アレルギー

　水銀，またはチメロサールに対するアレルギーというものも存在しますが，きわめてまれのようです．実際に予防接種の場で出会うことはほとんどないと思いますが，病歴上わかっている人には接種時に注意が必要です．

Ⓒ 抗菌薬に対するアレルギー

　エリスロマイシン，カナマイシンが一部のワクチン（麻疹風疹混合，麻疹，風疹，おたふくかぜ，水痘）に含有されています．これらの薬に対するアレルギーのある人はそう多くはないようです．特にカナマイシンは日常臨床で使われることはほとんどないので，これに対するアレルギーがわかっている人もほとんどいないはずです．まずはエリスロマイシンについてだけ注意していればよいと思います．

Ⓓ ゼラチンアレルギー

　ゼラチンに対するアレルギーが一時期注目を集めたことがありました．以前

は多くのワクチンに安定剤としてゼラチンが含まれていました．しかし予防接種後副反応の原因としてゼラチンが注目されるようになってからワクチンのゼラチンフリー化が進み，2012年の生ポリオワクチン使用終了の結果，国内で使われるワクチンは狂犬病ワクチンを除きすべてゼラチン非含有になりました．

2）その他のアレルギーの場合

　アレルギー性疾患といわれるアトピー性皮膚炎，気管支喘息，アレルギー性鼻炎，アレルギー性結膜炎，食物アレルギーなどを有する人はかなり多くいます．このような人のうち，ワクチン成分に対するアレルギーが既知の人以外は予防接種は問題なく受けられます．漠然と“アレルギー体質”といわれている人，家族にアレルギーを有する人がいる場合などでも，予防接種を行うことはすべて問題ありません．

けいれん既往がある子どもの予防接種

1) 予防接種とけいれん

　かつてはけいれんがみられた後の1年間は，すべての予防接種を行ってはいけないことになっていました．しかし予防接種を受けることが多い1〜2歳の頃は，熱性けいれんの発症も多い時期です．熱性けいれんは反復して発症することもあります．1年待っている間に次のけいれんが起こり，延々と予防接種ができなくなることもありました．このような不都合に対処できるようにするため，けいれん発症後1年以内の一律の接種禁止は，1994(平成6)年の予防接種法改正で取り除かれました．

　予防接種の後にけいれんがみられたという副反応報告はそれほど多くはありません．"*Red Book*"によると，けいれんの既往または家族歴がある場合，全菌体型のDPTワクチン，MMR(麻疹おたふくかぜ風疹混合)ワクチン，MMRV(麻疹おたふくかぜ風疹水痘混合)ワクチン，または肺炎球菌結合型ワクチンの接種後にけいれんを発症する危険が高くなると述べられています．しかし，この場合もけいれんの大部分は短時間かつ全身性で発熱とともに発症していて，単純性熱性けいれんと見なしてよいものです．恒久的な脳障害やてんかんを引き起こしたり，もとにある神経疾患を悪化させるといった証拠はこれまでみられていないとのことです[6]．けいれんというと一般の人には怖い印象を与えますが，ワクチン接種後に実際に起こったけいれんの多くはこのように心配のないものです．なお2000年頃までアメリカで使われていた百日咳ワクチン(全菌体型)は日本のものと製法が異なり，日本で使用されている百日咳ワクチン(無菌体型)が発熱の頻度は少なくなっています．

2) 予防接種のしかた

Ⓐ 熱性けいれんの既往がある児の場合

　乳幼児のけいれんの原因のなかで最も頻度が高いのは熱性けいれんです．通常の熱性けいれんがみられる小児に対する予防接種に関しては，日本小児神経学会の見解〔2022(令和4)年12月〕に基づき，予防接種ガイドライン2023(令和5)年度版に予防接種基準(表3)が記載されています[1]．熱性けいれんがみられ

表3 熱性けいれんの既往のある者に対する予防接種

（1）予防接種の実施の際の基本的事項

現行の予防接種はすべて行って差し支えない．ただし，接種する場合には次のことを行う必要がある．

- ・保護者に対し，個々の予防接種の有用性，副反応（発熱の時期やその頻度他），などについての十分な説明と同意に加え，具体的な発熱等の対策（けいれん予防を中心に）や，万一けいれんが出現した時の対策を指導する．

（2）接種基準

1）当日の体調に留意すればすべての予防接種をすみやかに接種してよい．初回の熱性けいれん後のワクチン接種までの経過観察期間には明らかなエビデンスはない．長くとも 2 ～ 3 か月程度に留めておく．

2）ワクチンによる発熱で熱性けいれんが誘発される可能性がある場合の予防基準は，発熱時の熱性けいれん予防に準じて行う．すなわち，熱性けいれんの既往のある小児において，以下の基準 1）または 2）を満たす場合にジアゼパムを投与する．

　1）遷延性発作（持続時間 15 分以上）

　2）次の i ～ vi のうち 2 つ以上を満たした熱性けいれんが 2 回以上反復した場合

　　　i ．焦点発作（部分発作）または 24 時間以内に反復する．

　　　ii ．熱性けいれん出現前より存在する神経学的異常，発達遅滞

　　　iii ．熱性けいれんまたはてんかんの家族歴

　　　iv ．12 か月未満

　　　v ．発熱後 1 時間未満での発作

　　　vi ．38℃未満での発作

（3）けいれん予防策

「熱性けいれん診療ガイドライン 2015」に準ずる．麻疹ワクチン（麻疹を含む混合ワクチン）第 1 回目接種後にもっとも発熱が多い．従来，DPT ワクチン（DPT を含む混合ワクチン）が多いとされてきたが，わが国では現在，麻疹ワクチンに次いで，小児用肺炎球菌ワクチン（PCV13）の発熱率が高く，Hib ワクチンや DPT ワクチンはより低率である．麻疹（麻疹を含む混合ワクチン）は接種後 2 週間以内（とくに 7 ～ 10 日）が多く，PCV，Hib ワクチン，DPT ワクチン（DPT を含む混合ワクチン）などは 1 週間以内（とくに 0 ～ 2 日）がほとんどである．

坐薬：ジアゼパム坐剤（製品：ダイアップ®坐剤 4mg，6mg，10mg）

用量：0.4 ～ 0.5mg/kg/ 回（最大 10mg/ 回）

用法：37.5℃以上の発熱を目安に，速やかに直腸内に挿入する．初回投与後 8 時間経過後もなお発熱が持続するときは，同量を追加する．

1. 解熱剤の併用：ジアゼパム坐剤と解熱剤の坐剤を併用する場合にはジアゼパム坐剤投与後少なくとも 30 分以上間隔をあける（解熱剤の坐剤の成分がジアゼパムの吸収を阻害する可能性があるため）．経口投与をする解熱剤は同時に併用してもよい．

2. ジアゼパム投与で，眠気，ふらつき，ごくまれに興奮などがみられることがある．

3. 最終発作から 1 ～ 2 年，若しくは 4 ～ 5 歳までの投与が良いと考えられるが，明確なエビデンスはない．

＊（公財）予防接種リサーチセンター「予防接種ガイドライン 2023 年度版」日本小児神経学会の見解〔2022（令和 4）年 12 月〕より引用一部改変

た小児に対しての予防接種はこの**表3**に従い，経過観察期間に関しては明らかな
エビデンスはないので長くとり過ぎないよう注意のうえ，予防接種の効果や副反
応に関する十分な説明と同意があれば，すべて通常通り行ってよいでしょう．

Ⓑ てんかんの既往のある児の場合

てんかんの既往および良性乳児けいれんや軽症胃腸炎に伴うけいれんの既往
等のある児に対する予防接種は，予防接種ガイドライン（日本小児神経学会の
推薦する予防接種基準に基づく）から考えて（**表4**)[1]，やはり 2 ～ 3 か月程度の

表4　てんかんの既往のある者に対する予防接種基準

(1) コントロールが良好なてんかんをもつ小児では最終発作から 2 ～ 3 か月程度経
　　過し，体調が安定していれば現行のすべてのワクチンを接種して差し支えない．
　　また乳幼児期の無熱性けいれんで観察期間が短い場合でも，良性乳児けいれん
　　や軽症胃腸炎に伴うけいれんに属する者は上記に準じた基準で接種してよい．
(2) (1) 以外のてんかんをもつ小児でもその発作状況がよく確認されており，病状と
　　体調が安定していれば主治医（接種医）が適切と判断した時期にすべての予防接
　　種をして差し支えない．
(3) 発熱によってけいれん発作が誘発されやすいてんかん患児（特に乳児重症ミオク
　　ロニーてんかんなど）では，発熱が生じた場合の発作予防策と万一発作時の対策
　　（自宅での抗けいれん剤の使用法，救急病院との連携や重積症時の治療内容など）
　　を個別に設定・指導しておく（注 1)．
(4) ACTH 療法後の予防接種はどのくらい期間をあければいいのかという問いに答
　　えるエビデンスは現在のところない．よって，月齢に応じて，そのメリット，
　　デメリットを考慮した上で，適切な接種時期について主治医の判断に委ねられ
　　る．(注 2)．
(5) 免疫グロブリン製剤大量療法後（総投与量が約 1-2g/kg）の生ワクチン（風しん，
　　麻しん，水痘，おたふくかぜなど）は 6 か月以上，それ以下の量では 3 か月以上
　　おいて接種する．ただし，接種効果に影響がないその他のワクチン（ポリオ，
　　BCG，DPT-IPV，インフルエンザなど）はそのかぎりではない．
(6) なお，いずれの場合も事前に保護者への十分な説明と同意が必要である．

(注 1) 特に麻しん含有ワクチン接種後 2 週間程度は発熱に注意し，早めに対処する．また家
　　　庭での発作予防と治療のためのジアゼパム製剤などの適切な用法・用量を個別に十分
　　　検討しておくこと（同剤の注腸使用もあるが，適応外使用のため保護者に同意を得てお
　　　く必要がある）．発作コントロール不良の患者では入院管理下でのワクチン接種も考慮
　　　する．
(注 2) 従来は 6 か月以上おいて接種するとされていた．ACTH 療法後の予防接種に関する 2
　　　つの論文の結論は，ACTH 療法後 12 か月経過しても CD4 数は回復しなかった[*1] と
　　　ACTH 療法後 8 週間での BCG 接種での感染はみられなかった[*2] である．

[*1] Maki Y, *et al*.: Risks of ACTH therapy for West syndrome following BCG vaccination. Epilepsy
　　Behav 2021; **118**: 107924
[*2] Ohya T, *et al*.: A pilot study on the changes in immunity after ACTH therapy in patients with West
　　syndrome. Brain Dev 2009; **31**: 739-743
* (公財) 予防接種リサーチセンター「予防接種ガイドライン 2023 年度版」日本小児神経学会
　の推薦する予防接種基準より引用一部改変

表5　重症心身障害児（者）の予防接種基準

1) 発育障害が明らかであっても，全身状態が落ち着いており，接種の有用性が大であれば，現行の予防接種は接種して差し支えない
2) 接種対象年齢を過ぎていても，接種の有用性が大であれば，接種して差し支えない
3) てんかん発作が認められても，その発作状況が安定していることが確認されていれば，主治医（接種医）の判断で接種して差し支えない
4) 乳幼児の発育障害で，原疾患が特定されていない例では，接種後，けいれんの出現や症状の増悪を認めた場合，予防接種との因果関係をめぐって，混乱を生じる可能性があるので，事前に保護者への十分な説明と明示の同意が必要である

＊（公財）予防接種リサーチセンター「予防接種ガイドライン2023年度版」日本小児神経学会の推薦する予防接種基準より引用一部改変

観察期間を置いたうえで，予防接種の効果や副反応に関する十分な説明と同意が確認できていれば接種を進めてよいでしょう．

　予防接種ガイドラインでは，発熱によってけいれん発作が誘発されやすいタイプのてんかん患児では，発熱が生じた場合の発作予防策や発作時の対策をあらかじめ指導しておくよう勧められています〔**表4**の(3), (注1)〕．またACTH療法後は免疫抑制状態がしばらく持続するため，従来は予防接種は原則として6か月以上あけて接種するよう勧められていました〔**表4**の(4), (注2)〕．

3）重症心身障害児

　重症心身障害児が必ずけいれんを伴うわけではありませんが，神経疾患ということから，本項で解説します．

　予防接種ガイドラインでは表5のような接種基準が示されています[1]．まとめると，「状態が落ち着いていると判断できれば，十分な説明と同意のうえで接種してよい，てんかん発作が認められている場合も，主治医として状態が安定していると判断できれば接種してよい」，ということになります．以前のガイドラインでは「何々の状況では接種しない」といった接種を止めようとする言い回しのほうが多かったのですが，それと比べ改定後のガイドラインでは接種に積極的な記述に変わりました．主治医が接種を行う場合，かなりやりやすい条件だと思います．

4 慢性疾患がある子どもの予防接種

1）心臓血管系疾患

　2022（令和 4）年に日本小児循環器学会から，心臓血管系疾患を有する者に対する予防接種に関する見解が新たに発表されました．現在のガイドラインはこれに沿った形で記載されています[1]．この新しい見解でも以前のものに比べ，予防接種に積極的な姿勢が感じられます．心臓血管系疾患を有する小児に対しては，原則的には積極的に予防接種を行うべきであると述べられています．そのなかで**表 6**[1]に掲げられている状況，病態については接種前後に十分な注意を払うように求められています．

　表 6のなかで 1）の心不全は以前の見解でもあげられていましたが，「重篤な」という但し書きが入り，比較的軽症と考えられる場合の接種がやりやすくなりました．2）の低酸素発作に関しては，「痛みによる発作の誘発に注意すること」と具体的な注意が付記されました．3）については心筋炎，心膜炎，リウマチ熱は以前から入っていましたが，以前は「予防接種をしてはならない者とされていた」のが，「十分注意を払うように」と，すべてを禁止するような言い回しが避けられています．5）と 6）は比較的最近追加された項目で，肺炎球菌ワクチン（13価結合型ワクチンおよび 23 価多糖体ワクチン）とインフルエンザワクチンの接種を勧めやすくなりました．無脾症候群や先天性心疾患を有する者には今後医

表 6　**心臓血管系疾患を有する子どもで予防接種の際に注意が必要な者，および注意事項**

1) 重篤な心不全がある者
2) 低酸素発作を有する者
　痛みによる発作の誘発に注意すること
3) 現在，心筋炎，心膜炎，川崎病，心内膜炎，リウマチ熱の急性期にある者
4) 川崎病罹患後は，γ-グロブリン製剤の投与に伴う，BCG ワクチンあるいはロタウイルスワクチンを除く生ワクチンの効果を減衰させる可能性があるため，注意を要する
5) 無脾症候群は，肺炎球菌ワクチンの適応である
6) 慢性の心疾患を有する小児では，インフルエンザによるリスクが高い故，インフルエンザワクチンの接種が望ましい

＊（公財）予防接種リサーチセンター「予防接種ガイドライン 2023 年度版」日本小児循環器学会の見解〔2022（令和 4）年 12 月〕より引用一部改変

師の立場から接種を勧めることも大切だと思います.

2) 腎臓疾患

　腎臓疾患のなかで予防接種が問題になるのは，副腎皮質ホルモン薬や免疫抑制薬が治療に使われている場合です．小児の場合，おもにネフローゼ症候群や慢性腎炎が問題になります．ネフローゼ症候群は治療後寛解状態を保っているときに，水痘などの感染をきっかけとして再発することがよくあります．このような患者には，もとの疾患の治療のためにも可能なときに予防接種を行うことが有用です．

　免疫抑制状態で問題となる点は以下の 2 つがあります．

　(1)ワクチンの副反応：生ワクチンのみ

　(2)ワクチンの効果：すべてのワクチン

　免疫抑制状態では，生ワクチンを接種した場合に，ワクチンに含まれる弱毒化された病原体が副反応を起こす可能性があります．この危険を避けるため，基準が設けられています(表7)[1]．なお不活化ワクチンやトキソイドは生ワクチンとは違って，ワクチン株からの感染症状といった副反応の心配はありません．

　一方，免疫抑制の状態で予防接種を行った場合，生ワクチンと不活化ワクチンを含むすべてのワクチンで免疫効果が十分得られない可能性が残ります．表8 にあげるような状況ではワクチン接種後の効果判定や追加接種の考慮が必要になります[1]．

表7　**腎臓疾患を有する子どもで予防接種をしてはならない者**

1) プレドニゾロン 2mg/kg/ 日以上，または体重 10kg 以上の小児では 1 日 20mg 以上を内服中の場合の生ワクチンと不活化ワクチン(注 1・3)
2) 免疫抑制薬内服中の生ワクチン(注 2・3)
3) リツキシマブ使用後免疫状態の回復していない状態(最終投与後最低 6 か月以内)での生ワクチンと不活化ワクチン
4) ネフローゼ症候群または腎炎発症急性期
5) その他，医師が不適当と判断した時

注 1：プレドニゾロンを 2mg/kg/ 日以上，または体重 10kg 以上の小児では 20mg/ 日以上を 14 日間以上内服していた場合は，中止後 4 週間までは生ワクチンの接種を控える.
注 2：生ワクチンのうち水痘ワクチンは「免疫抑制薬を使用せず」プレドニゾロン 2mg/kg/ 日未満，または体重 10kg 以上の小児では 20mg/ 日未満であれば接種可能.
注 3：周囲の感染状況などに応じて医師の判断により接種可能.
＊(公財)予防接種リサーチセンター「予防接種ガイドライン 2023 年度版」日本小児腎臓病学会の見解〔2022(令和 4)年 12 月〕より引用一部改変

表8	接種後抗体価モニターと必要に応じた追加接種が必要な者

ステロイドや免疫抑制薬内服中の不活化ワクチン接種は，その後の抗体価をモニターし必要に応じて追加接種が必要である．

＊（公財）予防接種リサーチセンター「予防接種ガイドライン 2023 年度版」日本小児腎臓病学会の見解〔2022（令和 4）年 12 月〕より引用一部改変

3）悪性腫瘍

　免疫抑制状態が問題となります．寛解前は生ワクチンを接種してはいけません．しかし白血病などでは自然の水痘感染などが免疫力低下のため重症化する危険があります．感受性者に対しては，寛解中や維持療法中には細胞性免疫能を確認しながらむしろ積極的に接種を勧める必要があります．

4）HIV 感染者

　HIV 感染者では免疫抑制の程度に関係なく，BCG ワクチンは禁忌となっています．他の予防接種は接種可能です．麻疹ワクチンと水痘ワクチンに関しては，"Red Book"では野生株ウイルスで罹患したときの重症化を考慮し，免疫能を評価したうえで，重度の免疫不全状態以外はむしろ積極的に接種することを勧めています[7]．

5）先天性免疫不全

　原則として生ワクチンは全種類禁忌です．不活化ワクチンは副反応の面で危険性が高くなることはありません．しかし疾患の種類によっては抗体産生能が障害されていて，ワクチンを接種しても免疫を確立できない場合があります．このような患者では免疫グロブリンを使った受動免疫を主体に考えます．

　ただし先天性免疫不全では，同じ病名でも遺伝子変異の場所や形により，症例によっては免疫能が部分的に残されている場合があります．程度によっては生ワクチンでも接種が可能となることもありますので，症例ごとに免疫能を評価したうえで予防接種の可否を検討する必要があります．

5　γ‐グロブリン投与後または輸血後の予防接種

　γ‐グロブリン製剤は各種抗体を含むため感染予防効果(受動免疫)があります．生ワクチンは弱毒化された病原体を使ったワクチンなので，多くはγ‐グロブリンの影響を受けます．また輸血(洗浄赤血球輸血を除く)も同じ理由で注意が必要です．

　γ‐グロブリンが投与された後で接種に注意が必要なワクチンは，①麻疹風疹混合ワクチン，②麻疹ワクチン，③風疹ワクチン，④おたふくかぜワクチン，⑤水痘ワクチンの5種類です(表9のa群)．これ以外のワクチン(表9のb群)についてはγ‐グロブリンや輸血の影響は全く考慮する必要はありません．

　γ‐グロブリンの投与が影響するワクチンについて，注意が必要な場合を表10にまとめました．通常量のγ‐グロブリン投与後や輸血後は3か月間，γ‐グロブリン大量療法後6か月間は，表9のa群の予防接種はできません．γ‐グロブリン大量療法とは，総量で200 mg/kg以上(川崎病の場合，最近は2g/kg

表9　γ‐グロブリン投与後の予防接種

γ‐グロブリン投与	
a群：影響あり	b群：影響なし
麻疹風疹混合 麻疹 風疹 おたふくかぜ 水痘	ロタウイルス BCG DPT-IPV，DT 日本脳炎 インフルエンザ B型肝炎 A型肝炎 Hib 小児用肺炎球菌 ヒトパピローマウイルス 23価成人用肺炎球菌

表10　輸血およびγ‐グロブリン投与が予防接種に影響を与える期間

1) 輸血または通常のγ‐グロブリン投与後3か月以内の予防接種
2) γ‐グロブリン大量療法後6か月以内の予防接種
3) 予防接種後2週間以内のγ‐グロブリン治療

の単回投与が多い）の投与を指し，小児の場合は川崎病や特発性血小板減少性紫斑病の治療に使われます．また逆に a 群の予防接種を受けた後2週間以内に，治療の目的で γ-グロブリンを投与しなければならなくなることが出てくることもあります．このような場合は接種後3か月以降をめどに同じワクチンを再接種するか，または抗体検査を行う必要があります．

MEMO

6 妊婦・成人女性の予防接種

　妊婦に予防接種をする際には，胎児に対するワクチンの安全性を考慮する必要があります．最も注意しなければいけないのは催奇形性です．妊娠初期の風疹感染が胎児の奇形の原因となることがわかっています（先天性風疹症候群）．風疹ワクチンは生ワクチンですので，理論的には催奇形性の可能性が残ります．原則として生ワクチンの接種は，さし迫った感染の危険がない場合，妊娠中は禁忌です．また予防接種の必要がある場合でも，もし待つことができれば妊娠初期（最初の3か月間）は接種を避けます．

　表11に妊婦の予防接種の適否をまとめました．生ワクチンのうち，①麻疹風疹混合，②麻疹ワクチン，③風疹ワクチン，④水痘ワクチン，⑤おたふくかぜワクチンの5種類は妊婦に対して禁忌と考えます．黄熱ワクチンに関しては，アメリカでは必要性のある場合は使用可能となっています．不活化ワクチンでは接種が禁忌となるワクチンはありません．安全性は確立していないということで原則として妊婦への接種は避けますが，状況により必要性が高い場合は接種が可能という扱いになっています．これらのワクチンは流行地への旅行や事故に遭った場合の追加接種として接種可能です．またインフルエンザワクチンはわが国では他の不活化ワクチンと同様，妊婦には積極的には推奨されていません（有益性が危険性を上回ると判断される場合にのみ接種すること）．しかしアメリカでは，CDCがインフルエンザシーズン中に妊娠中となる予定のすべ

表11 妊婦の予防接種

ワクチンの種類	状況により接種可能	接種不可
不活化ワクチン	破傷風 ジフテリア B型肝炎 A型肝炎 日本脳炎 インフルエンザ	
生ワクチン	黄熱	麻疹風疹混合 麻疹 風疹 水痘 おたふくかぜ

ての妊婦に対して接種を勧める勧告を出していて[8]，日本とは対応が大きく異なっています．

　ワクチンの普及に伴い感染症の流行が小規模となってきたため，予防接種も受けず抗体獲得のないまま成人に達するケースが最近目立ってきています．このため成人になってから予防接種を希望するケースは今後多くなってくる可能性があります．妊娠初期は本人も妊娠に気づいていないことがありますが，予防接種のことを注意しなければいけないのもやはり妊娠の初期です．妊娠可能な年齢の女性に予防接種をする場合は，妊娠の可能性について問診で必ず確認し，少しでも可能性があれば延期するべきです．また接種後2か月間は避妊するよう指導することも大切です．

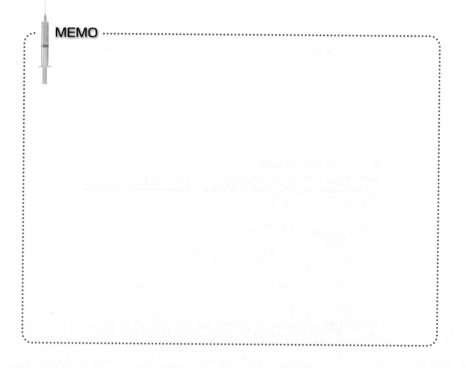

MEMO

7　世界の予防接種

　予防接種の種類や接種時期は国ごとに異なります．日本国内だけで生活していく場合には外国の予防接種のことを考える必要はありませんでした．しかし海外との交流は次第に増えてきています．海外へ転勤や留学する人，海外から移住してきた外国人，帰国してきた日本人に対しての予防接種をどうするかは大きな問題です．本項ではこのような場合の対処法について説明します．

1）アメリカ合衆国（アメリカ）の予防接種

　最初にアメリカの予防接種をみてみます．アメリカを取り上げる理由は，①予防接種を積極的に推進している国である，②日本との往来が多い国である，③WHO の推奨する接種形式に近い，の 3 点です．図 1 は 2023（令和 5）年現在，アメリカで推奨されている小児の予防接種スケジュールです[9]．

　アメリカで定期接種が行われていて日本ではまだ小児の定期接種に含められていないワクチンは 2023（令和 5）年現在で，①インフルエンザワクチン（小児対象），②MMR ワクチン（の中のムンプスワクチン），③A 型肝炎ワクチン，④髄膜炎菌ワクチン，⑤デングワクチン，の 5 種類があります（表 12）．このなかで④の髄膜炎菌ワクチンは国内で販売されていますが，今のところ日本国内での定期接種には含まれていません．

　百日咳ワクチン含有ワクチン（DTP ワクチンなど）に関しては，以前からアメリカは日本より 4 ～ 6 歳時の追加接種が 1 回多い状況が続いていました．アメリカではさらにこれに加え 2006（平成 18）年から思春期（11 ～ 12 歳頃）の DT ワクチンによるブースター接種を，追加接種用に開発された 3 種混合ワクチン（Tdap ワクチン）に変更し，百日咳ワクチンとしてみるとアメリカは 6 回接種になり日本の 4 回と比べ大幅に多くなりました．さらに日本の先を行くようになりました．

　麻疹ワクチン，風疹ワクチン，おたふくかぜワクチンは，アメリカでは MMR ワクチン，またはこれに加え水痘ワクチンまで含む MMRV ワクチンを使った定期接種として 2 回接種が行われています．日本は 2006（平成 18）年から麻疹風疹混合ワクチン（MR ワクチン）を使った定期の 2 回接種が遅ればせながら開始されました．また水痘ワクチンの定期 2 回接種が 2014（平成 26）年 10

月より開始となりました．しかし，おたふくかぜワクチンは現在も定期外接種のままで，接種率はまだ低く，おたふくかぜの流行も残っています．

　BCGワクチンはアメリカでは結核の罹患率が低いため，ツベルクリン反応による診断能力（手軽な検査で信頼度も高い）をより重視する観点からあえて定期接種としては行われていません．日本の場合は従来，結核の罹患率が必ずしも低いとはいえない状況であったこともあり，BCGワクチン定期接種は2023（令和5）年9月現在も継続されています．しかし日本の結核罹患率は近年低下傾向で，2021（令和3）年には10を切って9.2となり，ついに結核低まん延国の仲間入りをはたしました（2021年結核登録者情報調査年報集計結果．https://www.mhlw.go.jp/content/10900000/000981709.pdf）．

　定期接種ワクチンの接種時期に関しては**図1**からわかるように，大部分で日本とアメリカの間でずれはありません．

　予防接種の接種率を上げるために，アメリカの各州では学校入学時の条件として規定の定期予防接種を終了したことを示す証明書の提出が求められています．日本で定期接種に入っていない（いなかった）B型肝炎，ロタウイルス，おたふくかぜ，水痘，髄膜炎菌，A型肝炎等の各ワクチン接種の有無や，日本と

表12　小児を対象とした予防接種の種類の日米比較

ワクチン	日本	米国	注
B型肝炎	○	○	
ロタウイルス	○	○	
DPT	△	○	米国は追加接種に Tdap を使用
Hib	○	○	
小児用肺炎球菌	○	○	
不活化ポリオ	○	○	
インフルエンザ		○	
MMR	△	○	日本はおたふくかぜワクチンが任意接種
水痘	○	○	
A型肝炎		○	
髄膜炎菌		○	
ヒトパピローマウイルス	○	○	
デング		○	
日本脳炎	○		
BCG	○		

○：定期接種，空欄：任意接種，△：その他

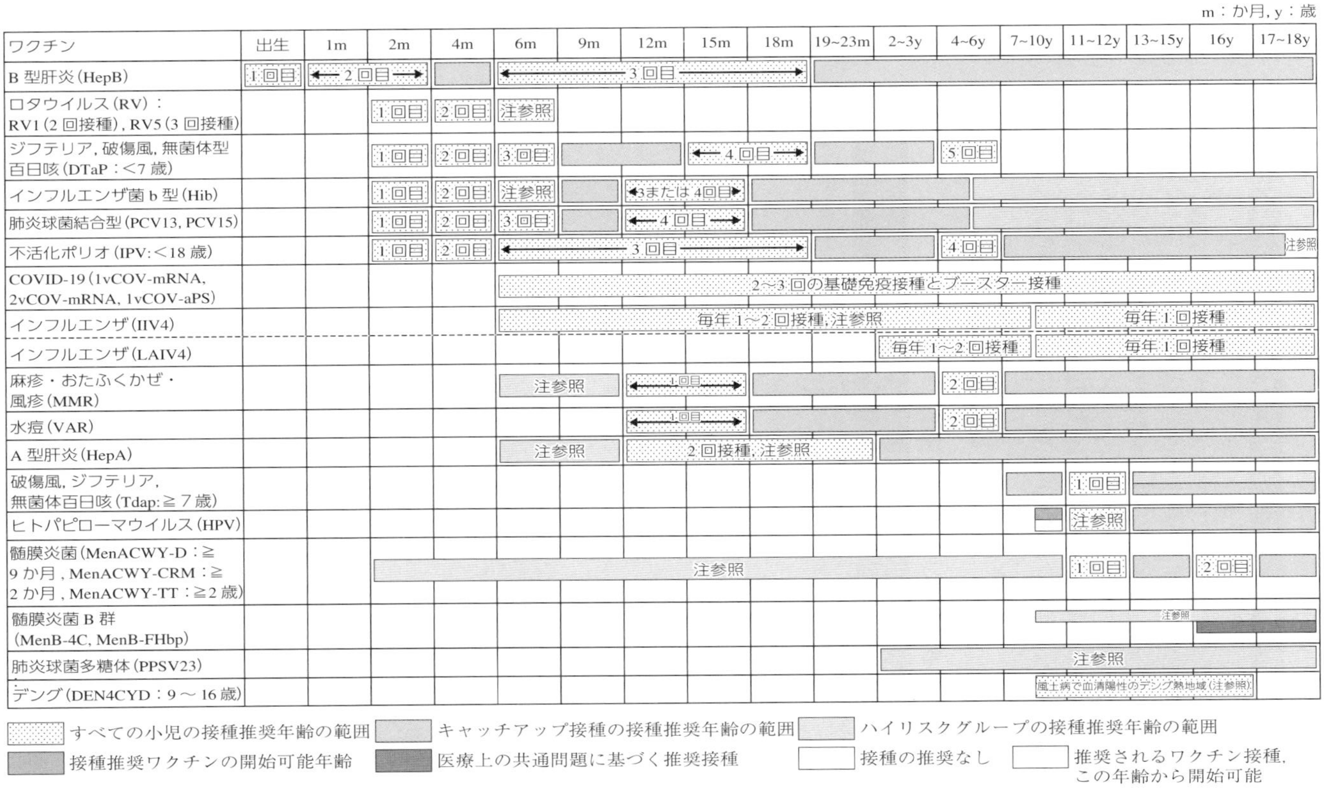

m：か月，y：歳

ワクチン	出生	1m	2m	4m	6m	9m	12m	15m	18m	19~23m	2~3y	4~6y	7~10y	11~12y	13~15y	16y	17~18y
B型肝炎 (HepB)	1回目	←2回目→			3回目												
ロタウイルス (RV)：RV1 (2回接種)，RV5 (3回接種)			1回目	2回目	注参照												
ジフテリア，破傷風，無細胞型百日咳 (DTaP：<7歳)			1回目	2回目	3回目			←4回目→				5回目					
インフルエンザ菌b型 (Hib)			1回目	2回目	注参照		3または4回目										
肺炎球菌結合型 (PCV13, PCV15)			1回目	2回目	3回目		4回目										
不活化ポリオ (IPV：<18歳)			1回目	2回目	3回目							4回目					
COVID-19 (1xCOV-mRNA, 2xCOV-mRNA, 1xCOV-aPS)			2～3回の基礎免疫接種とブースター接種														
インフルエンザ (IIV4)					毎年1～2回接種；注参照								毎年1回接種				
インフルエンザ (LAIV4)											毎年1～2回接種		毎年1回接種				
麻疹・おたふくかぜ・風疹 (MMR)							←1回目→					2回目					
水痘 (VAR)							←1回目→					2回目					
A型肝炎 (HepA)					注参照		2回接種，注参照										
破傷風，ジフテリア，無細胞型百日咳 (Tdap：≧7歳)														1回目			
ヒトパピローマウイルス (HPV)													注参照	注参照			
髄膜炎菌 (MenACWY-D：≧9か月, MenACWY-CRM：≧2か月, MenACWY-TT：≧2歳)														1回目		2回目	
髄膜炎菌B群 (MenB-4C, MenB-FHbp)														注参照		注参照	
肺炎球菌多糖体 (PPSV23)													注参照				
デング (DEN4CYD：9～16歳)													郷土病で血清陽性のデング流行地域（注参照）				

凡例：
- すべての小児の接種推奨年齢の範囲
- キャッチアップ接種の接種推奨年齢の範囲
- ハイリスクグループの接種推奨年齢の範囲
- 接種推奨可能ワクチンの開始可能年齢
- 医療上の共通問題に基づく推奨接種
- 接種の推奨なし
- 推奨されるワクチン接種．この年齢から開始可能

図1　18歳未満の小児・青少年の推奨予防接種スケジュール―2023年，アメリカ．脚注の掲載はすべて省略した．[文献9]を参照した．

* 上の図は Recommended Child and Adolescent Immunization Schedules for ages 18 years or younger, United States, 2023 (https://www.cdc.gov/vaccines/schedules/index.html) を邦訳したものである．

表 13 海外の予防接種の特徴

予防接種	世界全体での傾向
ポリオ	不活化ワクチン化が進んでいる
BCG	先進国のなかであえて接種しない国がある 接種する国の多くは出生時の 1 回接種
DPT	生後 2 か月に接種を開始する国が多い 追加接種で Tdap ワクチンの使用が広がっている
麻疹	MMR ワクチンの 2 回接種が広がっている
B 型肝炎	世界中で定期接種化が進んでいる

表 14 各国における BCG ワクチン接種

国　名	接種回数	接種年齢		
		1	2	3
日本	1	5〜7 m	−	−
インド	1	B	−	−
インドネシア	1	1 m	−	−
韓国	1	B	−	−
シンガポール	1	B	−	−
タイ	1	B	−	−
中華人民共和国	1	B	−	−
ネパール	1	B	−	−
フィリピン	1	B	−	−
ベトナム	1	B	−	−
マレーシア	1	B	−	−
モンゴル	1	B	−	−
オーストラリア	0	−	−	−
ニュージーランド	0, 1	B	−	−
アメリカ	0	−	−	−
カナダ	0	−	−	−
イギリス	0	−	−	−
イタリア	0	−	−	−
オーストリア	0	−	−	−
スウェーデン	0	−	−	−
スペイン	0	−	−	−
ドイツ	0	−	−	−
フランス	0	−	−	−
ロシア	2	3 d	7 y	−

B：出生時，d：日，w：週，m：か月，y：歳
〔WHO のホームページ中の Vaccine Preventable Diseases Monitoring System. 2022
global summary（https://iris.who.int/bitstream/handle/10665/356584/9789240051140-eng.
pdf?sequence=1）を参考に筆者が作成した．以下，**表 15 〜 19** も同様〕

表15　各国におけるポリオワクチン接種

国　名	接種年齢					
	1	2	3	4	5	6
I 日本	3〜90 m, ×4				—	—
インド	B	6 w	10 w	14 w	16〜24 m	—
インドネシア	1 m	2 m	3 m	4 m		
I 韓国	2 m	4 m	6 m	4〜6 y		
シンガポール	3 m	4 m	5 m	18 m	6〜7 y	10〜11 y
タイ	2 m	4 m	6 m	1.5 y	4 y	
中華人民共和国	3 m	4 m	4 y	—	—	
ネパール	6 w	10 w	14 w	—	—	
フィリピン	6 w	10 w	14 w	—	—	
ベトナム	2 m	3 m	4 m			
I マレーシア	2 m	3 m	5 m	18 m	7 y (0)	
モンゴル	B	2 m	3 m	4 m		
I オーストラリア	2 m	4 m	6 m	4 y		
I ニュージーランド	6 w	3 m	5 m	4 y		
I アメリカ	2 m	4 m	6〜18 m	4〜6 y		
I カナダ	2 m	4 m	6 m	18 m	4〜6 y	
I イギリス	2 m	3 m	4 m	3〜5 y	13〜18 y	
I イタリア	3 m	5〜6 m	11〜13 m	5〜6 y		
I オーストリア	2 m	4 m	11 m	7 y		
I スウェーデン	3 m	5 m	12 m	5〜6 y		
I スペイン	2 m	4 m	6 m	15〜18 m		
I ドイツ	2 m	3 m	4 m	11〜14 m		
I フランス	2 m	4 m	11 m	—	—	
I ロシア	3 m	4.5 m	6 m (0)	18 m (0)	20 m (0)	14 y (0)

B：出生時，w：週，m：か月，y：歳
国名の前のIは不活化ポリオワクチン使用を示す.
(0)は生ポリオワクチンの使用を示す.

アメリカでの接種回数の違いが，アメリカへの転居や留学の際に問題となってくる可能性があります.

2）各国の予防接種

　予防接種の制度は国ごとに異なります. しかし大まかにみると多くの国の予防接種制度はどちらかといえばアメリカの制度に近いようです. 日本の制度は以前はアメリカとかけ離れていましたが，2010年前後からアメリカの制度に近づいてきました. 表13に主なワクチンの接種法の世界的な傾向を示します.

　BCGワクチンは世界的には接種する国が多いのですが，全く接種しない国も一部あります（表14）. 接種する国の大部分で接種回数は1回となっていて，

表16 各国における麻疹または MMR ワクチン接種

	国　名	接種回数	接種年齢	
			1	2
MR	日本	2	1 y	5 y
	インド	2	9〜12 m	16〜24 m
	インドネシア	2	9 m	24 m
MMR	韓国	2	12〜15 m	4〜6 y
MMR	シンガポール	2	12 m	15〜18 m
MMR	タイ	2	9 m	2.5 y
MMR	中華人民共和国	2	8 m	18 m
MR	ネパール	2	9 m	15 m
MMR	フィリピン	2	9 m	12 m
MR	ベトナム	2	9 m	18 m
MMR	マレーシア	2	12 m	7 y
MMR	モンゴル	2	9 m	2 y
MMR	オーストラリア	2	12 m	18 m
MMR	ニュージーランド	2	15 m	4 y
MMR	アメリカ	2	12〜15 m	4〜6 y
MMR	カナダ	2	12 m	18 m, または 4〜6 y
MMR	イギリス	2	12 m	3〜5 y
MMR	イタリア	2	13〜15 m	5〜6 y
MMR	オーストリア	2	1〜2 y, × 2	
MMR	スウェーデン	2	18 m	6〜8 y
MMR	スペイン	2	12〜15 m	3〜6 y
MMR	ドイツ	2	11〜14 m	15〜23 m
MMR	フランス	2	12 m	13〜24 m
MMR	ロシア	2	12 m	6 y

m：か月，y：歳
国名の前の MMR は MMR ワクチン接種，MR は MR ワクチン接種を示す．

生後すぐに接種されます．接種しない国の多くは先進国で，結核の罹患率が低い国です．こういった国では結核の早期診断を重視していて，ツベルクリン反応を診断に利用することを重視する立場から，あえて BCG ワクチン接種を避けています．

　日本のポリオワクチンは以前はずっと生ワクチンが使用されてきました．しかし世界的なポリオ根絶計画進行のなかで日本国内での野生株ポリオ罹患ゼロが続き，頻度は低いものの症状が重篤なワクチン関連麻痺性ポリオ（VAPP）の副反応がクローズアップされるようになりました．先進国を中心にポリオワクチンの生ワクチンから不活化ワクチンへの切り替えが進んできていましたが，日本でも 2012 年 9 月以降に生ワクチン接種から不活化ワクチン接種へ切り替えられました（表15）．

表17 各国における DTP ワクチン接種

国 名	接種年齢				
	1	2	3	4	5
日本	2 m	3.5 m	5 m	18 m	―
インド	6 w	10 w	14 w	16～24 m	5 y
インドネシア	2 m	3 m	4 m	18 m	―
韓国	2 m	4 m	6 m	15～18 m	4～6 y
シンガポール	3 m	4 m	5 m	18 m	―
タイ	2 m	4 m	6 m	1.5 y	4 y
中華人民共和国	3 m	4 m	5 m	―	
ネパール	6 w	10 w	14 w	―	
フィリピン	6 w	10 w	14 w	―	
ベトナム	2 m	3 m	4 m	18 m	―
マレーシア	2 m	3 m	5 m	18 m	―
モンゴル	2 m	3 m	4 m	―	
オーストラリア	2 m	4 m	6 m	18 m	4 y
ニュージーランド	6 w	3 m	5 m	4 y	―
アメリカ	2 m	4 m	6 m	15～18 m	4～6 y
カナダ	2 m	4 m	6 m	18 m	4～6 y
イギリス	2 m	3 m	4 m	3～5 y	―
イタリア	3 m	5～6 m	11～13 m	5～6 y	―
オーストリア	2 m	4 m	11 m	7 y	―
スウェーデン	3 m	5 m	12 m	5～6 y	―
スペイン	2 m	4 m	6 m	15～18 m	4～6 y
ドイツ	2 m	3 m	4 m	11～14 m	―
フランス	2 m	4 m	11 m	6 y	―
ロシア	3 m	4.5 m	6 m	18 m	―

w：週，m：か月，y：歳

　麻疹ワクチンは多くの国でおたふくかぜワクチン（M）と風疹ワクチン（R）とを混合した MMR 3 種混合ワクチンとして接種されています（**表16**）．特に先進国では MMR ワクチンの使用が広がり，日本周辺でも取り入れる国が増えています．また麻疹単味ワクチンにしろ MMR ワクチンにしろ，接種を 2 回行う国が増えています．これは 1 回目の接種で免疫ができなかった人や接種から漏れた人，1 回目の接種後獲得した免疫がその後に一部が落ちてしまった人にも極力免疫をつけるという目的で行われています．日本では 2006（平成 18）年から麻疹風疹混合ワクチン（MR ワクチン）の 2 回定期接種が始まりました．

　日本における DPT ワクチンの接種開始時期は，以前は生後 6 か月以降が普通の時代もありましたが，その後は 3 か月以降で開始されることになっていました．しかし世界的には DPT ワクチン接種は生後 2 か月頃に開始する国が多く，

表18　各国における DT（または Tdap）ワクチン追加接種

国　名	接種年齢		破傷風追加
	1	2	
日本	11y	−	
インド	−	−	○
インドネシア	6〜7 y	−	○
韓国（Tdap）	11〜12 y	−	
シンガポール（Tdap）	10〜11 y	−	
タイ	12〜16 y	−	
中華人民共和国	6 y	−	
ネパール	−	−	○
フィリピン	6 y	10 y	○
ベトナム	−	−	○
マレーシア	7 y	−	○
モンゴル	7 y	15 y	
オーストラリア（Tdap）	10〜15y	−	
ニュージーランド	11 y（Tdap）	45 y, 65 y（Td）	
アメリカ（Tdap）	11〜12 y	−	
カナダ（Tdap）	14〜16 y	≧18 y	
イギリス	13〜18 y	−	
イタリア（Tdap）	11〜18 y	−	
オーストリア	−	−	
スウェーデン（Tdap）	14〜16 y	−	
スペイン	14〜16 y	−	
ドイツ（Tdap）	5〜6 y	9〜17 y	
フランス	−	−	
ロシア	6〜7 y	14 y 10 年毎に追加	

y：歳，○：接種制度あり

日本の接種開始は世界基準より 1 か月遅くなっていました（表17）．しかし小児〜成人の百日咳罹患が多数みられるなかで，乳児期の 1 回目の百日咳ワクチン接種の開始年齢が百日咳患者数減少に大きな影響があることがわかり，百日咳ワクチン含有ワクチン接種の生後 2 か月からの開始に特別な問題も報告されていないことから，2023（令和5）年 4 月より DPT-IPV 接種開始月齢は生後 3 か月から生後 2 か月に引き下げられました．1 期接種の接種回数 4 回はほぼ標準的といえますが，5 歳前後のブースター接種がない国は日本以外あまりないようです．なお現在の日本の DPT ワクチンは通常，DPT-IPV 4 種混合ワクチンとして接種されています．DT（または Td）ワクチンの接種は全く接種しない国から，10 年ごとに接種を追加していく国まで様々です（表18）．2006（平成18）年からアメリカではこれまでの DT（アメリカでは Td）ワクチンの代わりに，

<table>
</table>

表19 各国における B 型肝炎ワクチン接種

国　名	接種年齢				
	1	2	3	4	5
日本	2 m	3.5 m	7〜8 m	—	—
インド	B	6 w	10 w	14 w	—
インドネシア	B	2 m	3 m	4 m	18 m
韓国	B	1 m	6 m	—	—
シンガポール	B	1 m	5〜6 m	—	—
タイ	B	1 m	2 m	4 m	6 m
中華人民共和国	B	1 m	6 m	—	—
ネパール	6 m	10 m	14 m	—	—
フィリピン	B	6 m	10 m	14 m	—
ベトナム	B	2 m	3 m	4 m	—
マレーシア	B	1 m	6 m	—	—
モンゴル	B	2 m	3 m	4 m	—
オーストラリア	B	2 m	4 m	6 m	—
ニュージーランド	6 w	3 m	5 m	—	—
アメリカ	B	1〜2 m	6〜18 m	—	—
カナダ	2 m	4 m	6 m	—	—
イギリス	—	—	—	—	—
イタリア	3 m	5〜6 m	11〜13 m	—	—
オーストリア	2 m	4 m	11 m	12〜13 y	—
スウェーデン	—	—	—	—	—
スペイン	B	1〜2 m	6 m	—	—
ドイツ	2 m	4 m	11〜14 m	—	—
フランス	2 m	4 m	16〜18 m	—	—
ロシア	B	1 m	6 m	—	—

B：出生時，w：週，m：か月，y：歳

追加接種用に開発された百日咳ワクチンを含む四種混合ワクチン（Tdap ワクチン）が使用されるようになりました．これに追随する国も増えてきています．

　B 型肝炎ワクチンは日本でもついに 2016（平成 28）年よりすべての乳児を対象に定期接種化されました．世界的にもすべての乳児に定期接種を行う国が圧倒的に多くなっています（**表19**）．このうちアジアの国々では B 型肝炎ウイルスのキャリアの割合が高いため，以前から定期接種として新生児全員に接種している国が多いようです．欧米諸国など他の国々では，もともとキャリアの比率は大変少なかったのですが，性交渉に伴う B 型肝炎の感染が近年問題となってきていて，このような水平感染予防の見地から定期接種に取り入れる国が増えてきました．WHO からも世界の国々に対し，B 型肝炎ワクチンを定期接種に取り入れるよう要請が出されています．

表 20　地域限定型の予防接種

ワクチン	必要な地域	タイプ	回　数
黄熱	アフリカ，南米	生ワクチン	1 回
腸チフス	東南アジア，南太平洋の島々など	生ワクチン	1〜3 回
日本脳炎	中国，インド，日本，ラオス，ミャンマー，ネパール，フィリピン，韓国，スリランカ，タイ，ベトナム	不活化ワクチン	2〜3 回
		生ワクチン	2 回
狂犬病	世界各地	不活化ワクチン	3 回
ペスト	世界各地	不活化ワクチン	2〜3 回
A 型肝炎	世界各地	不活化ワクチン	2〜3 回
髄膜炎菌	サハラ以南の髄膜炎菌ベルト地帯，メッカ巡礼など	不活化ワクチン	1 回

　個々の国の予防接種事情に関しては，WHO のホームページ（https://www.who.int）のなかの Vaccine Preventable Diseases Monitoring System のページなどで検索が可能です．

3）地域により必要となる予防接種

　流行地が限定されている疾患の場合は，予防接種も流行地に行くときだけ必要となります．**表 20** にそのようなワクチンを列挙しました．日本脳炎ワクチンを除いてあまり馴染みのないワクチンです．しかし行き先によっては必要なものですので注意が必要です．このなかで黄熱ワクチンのみ現在も国際予防接種証明書が発行されていて，入国に際しこの証明書の提示が必要となる国があります．日本脳炎は病名からの類推で日本にしかない病気と思っている人もいますが，東南アジア〜南アジア全体に広く分布していますので注意が必要です（**図 2**）[10]．A 型肝炎は日本を含む先進国では発症が激減していますが，発展途上国では今も多くみられる疾患ですので，やはり注意が必要です．ある程度長期に滞在する予定であれば，あらかじめワクチンを接種していくのが望ましいと思います．

　髄膜炎菌ワクチンは髄膜炎等の侵襲性髄膜炎菌感染症予防のためのワクチンです．Hib ワクチン，小児用肺炎球菌と同類の多糖体蛋白結合型ワクチンです．日本では 4 種類の血清型（A，C，Y，W）に対応した 4 価混合ワクチンが 2015 年に任意接種ワクチンとして販売開始されました．接種対象は 2 歳〜55 歳，接種回数は 1 回，接種量は 0.5 mL で筋肉内に接種します．アフリカのサハラ

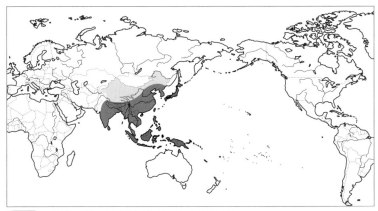

図2　**日本脳炎の流行地**（文献 10）より引用）

以南の髄膜炎ベルト地帯など髄膜炎菌の流行地域への旅行予定があるとき等に接種が推奨されます．

　表 20 のワクチンのなかで日本脳炎ワクチン，A 型肝炎ワクチンは日本国内で現在製造されていますが，需給関係の変化から一部のワクチンで時々不足問題が起きています．接種が必要な場合は必ず供給元に在庫を確認してください．黄熱ワクチンはアメリカ製のものが輸入されていて，全国の検疫所などで接種が可能です．

4) 来日または日本に帰国した者に対する予防接種

　海外との交流が盛んになるにつれ，外国から日本に引っ越してきた小児の予防接種を頼まれる機会も増えてきました．このなかには日本にやってきた外国人の他に，親が外国へ赴任していた間に出生した日本人の小児も含まれます．その場合，外国と日本の制度の違いから生じる問題がいくつか考えられます．

Ⓐ B 型肝炎ワクチン

　欧米諸国や東南アジアの多くの国々（中国，台湾，韓国，タイなど）では新生児全員に B 型肝炎の予防接種を行っています．接種は 3 回必要ですが，接種の途中で日本に来た場合は続きの接種を依頼されます．1 歳未満であれば定期接種として接種が継続できます．またもし健康保険に加入していて，母親が B 型肝炎ウイルスのキャリアであれば，健康保険を使って接種が続けられます．

それ以外の場合は自費で接種を続けることになります．もしお金を払うことに問題がなければ，せっかく始めた予防接種ですので最後まで続けてあげるのがよいと思います．

Ⓑ ポリオワクチン

日本のポリオワクチンは 2012（平成 24）年 9 月以降，生ワクチンに代えて不活化ワクチンが使用されることになりました．海外で出生して不活化ポリオワクチンで接種開始されていた場合は，そのまま国内で使用されている単味不活化ポリオワクチン（イモバックスポリオ®）で接種を継続できます．海外で生ワクチンを使って接種開始されていた場合も，残りの必要な回数を不活化ポリオワクチンに代えて継続するのが現実的で，免疫的にもこれで問題ないと思います．

Ⓒ BCG ワクチン

アメリカやヨーロッパでは，BCG ワクチン接種を行わない国があります．これらの国から日本に来た小児の場合，BCG ワクチンは通常未接種です．現在日本では標準的には 5 〜 8 か月未満の乳児に対し BCG ワクチンの定期接種が実施されています．1 歳未満であればすべての乳児は定期接種として接種できます．1 歳以降の児に対する接種は自費接種になりますが，1 歳以降 5 歳未満の児では粟粒結核などの重症感染症のリスクがまだ存在するため接種を勧めるのもよいでしょう．

この場合，1 歳未満では BCG ワクチンをツベルクリン反応検査なしで直接接種するのでよいでしょう．1 歳以降の幼児に接種する場合は結核既感染の可能性も考え，ツベルクリン反応陰性を確認後に接種するのがよいと思います．5 歳以降の小児では粟粒結核などの重症結核感染症のリスクが少なくなりますので，BCG ワクチン接種は考慮しなくてよいでしょう．

Ⓓ 日本脳炎ワクチン

現在日本国内での日本脳炎の発症は非常に少なく，年間の患者数は全国で 0 ないし 1 桁程度です．しかし国内のブタからは現在も高頻度で日本脳炎ウイルスが検出されており，ワクチンはぜひ接種するべきです．

現在，海外で接種されている日本脳炎ワクチンは，中華人民共和国製を除け

ばすべて日本製のワクチンと同じものです．接種の途中で来日した場合は日本で行われている接種間隔で接種を継続するとよいでしょう．中華人民共和国だけは独自に開発した日本脳炎ワクチン（生ワクチンおよび不活化ワクチン）が使用されています．中国語では日本脳炎のことを乙型脳苗と書かれることがありますので，母子健康手帳を確認する場合には注意が必要です．

Ⓔ MMR ワクチン

2006（平成 18）年から麻疹風疹混合ワクチン（MR ワクチン）が使用できるようになりました．希望者には MR ワクチンとおたふくかぜワクチンを個別または同時に接種するとよいでしょう．MR ワクチン導入と同時に日本でも MR ワクチン接種の 2 回接種が始まりました．2 回接種は意味のあることですので，自己負担になる場合も含め希望者には接種を勧めるのがよいと思います．

5）日本から海外に行く場合の予防接種

海外赴任や留学に伴って予防接種の相談を受けることがあります．アメリカでは入学に際し，規定の定期予防接種が終了していることの証明書を要求されます．日本にはそのような制度が全くないため，聞いて慌てて医療機関に駆け込む人もよくいます．このような場合でも接種に際しては，十分な余裕をもった無理のない接種計画を原則にするのがよいと思います．間に合わない場合は渡航を延期するか，渡航先で接種を続けるようにしてもらいます．

国によっては黄熱ワクチンなど日本では通常接種されない特殊な予防接種が必要なところもあります．このような予防接種は優先して行うべきでしょう．

Reference

1）予防接種ガイドライン等検討委員会（編）：予防接種要注意者の考え方．予防接種ガイドライン 2023 年度版．128-138，予防接種リサーチセンター，2023
2）米国小児科学会（編）：早産児および低出生体重児．岡部信彦（監訳），最新感染症ガイド R-Book 2015．68-70，日本小児医事出版社，2016
3）米国小児科学会（編）：インフルエンザ．岡部信彦（監訳），最新感染症ガイド R-Book 2015．日本小児医事出版社，476-493，2016
4）Centers for Disease Control and Prevention：Measles, Contraindications and Precautions to Vaccination. In：Epidemiology and Prevention of Vaccine-Preventable Diseases. 14th ed. 193-206，2021〔https://www.cdc.gov/vaccines/pubs/pinkbook/index.html〕
5）三宅　健：アレルギー疾患児に対する予防接種．堺　春美（編），新・予防接種の

すべて．260-282，診断と治療社，1997
6）米国小児科学会（編）：けいれん発作の既往歴あるいは家族歴を有する小児の予防接種．岡部信彦（監訳），最新感染症ガイド R-Book 2015．89，日本小児医事出版社，2016
7）米国小児科学会（編）：免疫不全状態の小児におけるワクチン接種．岡部信彦（監訳），最新感染症ガイド R-Book 2015．74-89，日本小児医事出版社，2016
8）米国小児科学会（編）：妊娠中の予防接種．岡部信彦（監訳），最新感染症ガイド R-Book 2015．70-74，日本小児医事出版社，2016
9）Recommend Children and Adolescents Immunization Schedule for Aged 18Years or Younger, UNITED STATES, 2023〔https://www.cdc.gov/vaccines/schedules/downloads/child/0-18yrs-child-combined-schedule.pdf〕
10）国立感染症研究所 感染症疫学センターのホームページ〔https://www.niid.go.jp/niid/ja/from-idsc.html〕

付録 予防接種関連のホームページ一覧

2023 年 9 月現在

http://www.cdc.gov/mmwr/index.html

MMWR：米国CDCが毎週発行しているMMWR（Morbidity and Mortality Weekly Report）のホームページ．過去のものまですべてのMMWRが読める
無料でインターネット購読もできる

http://www.cdc.gov/vaccines/pubs/pinkbook/index.html

The Pink Book：CDCが発行するPink Book（Epidemiology and Prevention of Vaccine-Preventable Diseases）第14版をダウンロードして読むことができる

http://www.nih.go.jp/niid/ja/from-idsc.html

感染症疫学センター：国立感染症研究所のホームページ．MMWRの日本版に当たる感染症週報（IDWR）が入手できる．"感染症の話"も有用なデータベースである

http://www.jpeds.or.jp/modules/activity/index.php?content_id=138
https://www.jpeds.or.jp/modules/activity/index.php?content_id=18

日本小児科学会：日本小児科学会が推奨する予防接種スケジュール，日本小児科学会推奨の予防接種キャッチアップスケジュールが公開されている．

http://www.yoboseshu-rc.com

予防接種リサーチセンターのホームページ：外国語版"予防接種と子どもの健康""予診票"等が公開されている．

https://www.jpa-web.org/about/organization_chart/international_committee.html#vaccination_documents

日本小児科医会国際委員会：予防接種証明書の英文書式等をPDF形式でダウンロードできる

http://www.forth.go.jp/

FORTH：全国の検疫所の予防接種窓口，海外渡航者向け電話相談の案内，海外渡航と予防接種の解説等の情報が掲載されている

http://square.umin.ac.jp/boshiken/

多民族文化社会における母子の健康："予防接種に関する医学用語"の対訳一覧，および"麻疹予防接種予診票"の翻訳が掲載され，PDFファイルとしてダウンロードできる

索　引

和文索引

著者略歴

わたなべ　ひろし
渡辺　博

1981 年 ── 東京大学医学部医学科卒業
1982 年 ── 都立築地産院小児科医員
1983 年 ── 埼玉県立小児医療センター未熟児新生児科医員
1984 年 ── 焼津市立総合病院小児科医員
1987 年 ── 米国セントルイス大学医学部生化学リサーチフェロー
1990 年 ── 東京大学医学部小児科学教室助手
1993 年 ── 社会保険中央総合病院小児科部長
2001 年 ── 東京大学医学部小児科学教室講師
　　　　　 宮内庁東宮職東宮侍医
2003 年 ── 東京大学医学部小児科学教室講師
2010 年 ── 帝京大学医学部附属溝口病院小児科教授
2020 年 ── 帝京大学老人保健センター施設長
　　　　　 帝京大学医学部常勤客員教授

わかりやすい予防接種 改訂第7版　　ISBN978-4-7878-2590-2

2023 年 12 月 15 日　改訂第 7 版第 1 刷発行

2000 年 4 月 15 日	初版第 1 刷発行
2003 年 8 月 15 日	改訂第 2 版第 1 刷発行
2006 年 8 月 25 日	改訂第 3 版第 1 刷発行
2008 年 6 月 20 日	改訂第 3 版第 2 刷発行
2011 年 1 月 11 日	改訂第 4 版第 1 刷発行
2011 年 8 月 6 日	改訂第 4 版第 2 刷発行
2012 年 7 月 26 日	改訂第 4 版第 3 刷発行
2014 年 4 月 21 日	改訂第 5 版第 1 刷発行
2015 年 8 月 24 日	改訂第 5 版第 2 刷発行
2018 年 1 月 22 日	改訂第 6 版第 1 刷発行
2019 年 10 月 30 日	改訂第 6 版第 2 刷発行

著　　者　　渡辺　博

発 行 者　　藤実正太

発 行 所　　株式会社　診断と治療社

　　　　　　〒 100-0014　東京都千代田区永田町 2-14-2
　　　　　　　　　　　　山王グランドビル 4 階

　　　　　　TEL：03-3580-2750（編集）　　03-3580-2770（営業）

　　　　　　FAX：03-3580-2776

　　　　　　E-mail：hen@shindan.co.jp（編集）

　　　　　　　　　　eigyobu@shindan.co.jp（営業）

　　　　　　URL：http://www.shindan.co.jp/

カ ッ ト　　葉養眞貴代

印刷・製本　　広研印刷 株式会社